编委会

主　　编：褚震芳　刘文慧　郭　进

副主编：王剑飞　王　炼　赵　冰

编　　委（按姓氏拼音排序）：

褚震芳　河套学院

郭　进　河套学院

刘文慧　河套学院

乔军伟　河套学院

王剑飞　巴彦淖尔市农牧业科学研究所

王　婧　河套学院

王　炼　河南牧业经济学院

赵　冰　赤峰学院

（第二版）

生理学
学习指导

褚震芳　刘文慧　郭　进　主编

厦门大学出版社 国家一级出版社
XIAMEN UNIVERSITY PRESS 全国百佳图书出版单位

图书在版编目（CIP）数据

生理学学习指导 / 褚震芳，刘文慧，郭进主编. --
2 版. -- 厦门：厦门大学出版社，2023.12
ISBN 978-7-5615-9119-2

Ⅰ. ①生… Ⅱ. ①褚… ②刘… ③郭… Ⅲ. ①人体生
理学 Ⅳ. ①R33

中国版本图书馆CIP数据核字(2023)第184190号

责任编辑	李峰伟　黄雅君
美术编辑	李嘉彬
技术编辑	许克华

出版发行　厦门大学出版社

社　　　址	厦门市软件园二期望海路 39 号
邮政编码	361008
总　　　机	0592-2181111　0592-2181406(传真)
营销中心	0592-2184458　0592-2181365
网　　　址	http://www.xmupress.com
邮　　　箱	xmup@xmupress.com
印　　　刷	厦门市金凯龙包装科技有限公司

开本	787 mm×1 092 mm　1/16
印张	13.25
插页	2
字数	276 千字
版次	2020 年 6 月第 1 版　2023 年 12 月第 2 版
印次	2023 年 12 月第 1 次印刷
定价	45.00 元

厦门大学出版社
微信二维码

厦门大学出版社
微博二维码

前　言

党的二十大报告指出："教育、科技、人才是全面建设社会主义现代化国家的基础性、战略性支撑。必须坚持科技是第一生产力、人才是第一资源、创新是第一动力，深入实施科教兴国战略、人才强国战略、创新驱动发展战略，开辟发展新领域新赛道，不断塑造发展新动能新优势……教育是国之大计、党之大计。培养什么人、怎样培养人、为谁培养人是教育的根本问题……加强基础学科、新兴学科、交叉学科建设，加快建设中国特色、世界一流的大学和优势学科……深化人才发展体制机制改革，真心爱才、悉心育才、倾心引才、精心用才，求贤若渴，不拘一格，把各方面优秀人才集聚到党和人民事业中来。"要深刻认识到人才是第一资源，深入研究和把握人才成长规律与办学规律的深度融合，不断深化人才发展与评价改革。这为教材编写指明了方向。

在学科发展过程中，生理学形成了自身独特的知识结构，有与其培养目标相对应的重点和难点。在学习中如何突破难点、突出重点是有技巧的。本教材共 12 个知识模块，每个知识模块都根据教学大纲对学生提出基本要求，内容精练，是笔者根据多年教学实践对重点、难点的归纳总结。

本教材根据教学大纲所要求的重点内容，结合教学过程中的重点和难点以及各类考试中经常涉及的内容进行归纳总结,建立知识结构图,使学生和老师对难点和重点知识清晰明了。另外,本教材中加入了知识拓展内容,以拓展学生知识面,有助于其将理论知识与临床应用相结合,提升学习兴趣。本教材还配有相应的习题,以达到巩固学习效果的目的。内容编写力求突出重点、言简意赅。学生在学习生理学课程时,通过对《生理学学习指导》的学习,能够巩固课堂知识,提高能力素养,提升应对各类考试的能力。

在本教材的编写过程得到了院校领导和教师们的大力支持,在此表示衷心的感谢。

虽然本书经过多次修订,但仍难免存在错漏之处,恳请广大师生提出批评和改进意见,以便下次修订时进行完善和提高。

褚震芳

2023 年 5 月 20 日

目　录

第一章　绪　论 ……………………………………………………………… 1

第一节　生理学简介 ………………………………………………… 1

第二节　生命的基本特征 …………………………………………… 3

第三节　人体与环境 ………………………………………………… 6

第四节　人体生理功能的调节 ……………………………………… 8

习　题 ………………………………………………………………… 10

第二章　细胞的基本功能 …………………………………………………… 14

第一节　细胞膜的结构和物质转运过程 …………………………… 14

第二节　细胞的生物电现象 ………………………………………… 17

习　题 ………………………………………………………………… 26

第三章　血　液 ……………………………………………………………… 40

第一节　血液的理化性质 …………………………………………… 40

第二节　血小板生理和生理性止血 ………………………………… 41

第三节　血型与输血原则 …………………………………………… 43

习　题 ………………………………………………………………… 45

第四章　血液循环 …………………………………………………………… 55

第一节　心脏的生物电活动 ………………………………………… 55

习　题 ………………………………………………………………… 62

第二节　心脏的泵血功能 …………………………………………… 65

习　题 ………………………………………………………………… 70

第三节　血管生理 …………………………………………………… 76

习　题 ………………………………………………………………… 81

第五章　呼　吸 ·· 85

　第一节　肺通气与肺换气 ······························ 85

　第二节　呼吸运动调节 ·································· 96

　习　题 ·· 97

第六章　消化与吸收 ·· 107

　第一节　消化生理概述 ·································· 107

　第二节　胃内消化 ······································ 108

　第三节　小肠内消化 ···································· 110

　第四节　吸收 ·· 113

　习　题 ·· 117

第七章　能量代谢和体温 ······································ 127

　第一节　能量代谢 ······································ 127

　第二节　体温及其调节 ·································· 129

　习　题 ·· 133

第八章　尿液的生成与排出 ···································· 138

　第一节　肾的功能解剖 ·································· 138

　第二节　肾血流量的特点及其调节 ···················· 139

　第三节　肾小球的滤过功能 ···························· 140

　第四节　肾小管和集合管的物质转运功能 ·············· 141

　习　题 ·· 145

第九章　感觉器官的功能 ······································ 149

　第一节　感觉概述 ······································ 149

　第二节　视觉 ·· 150

　第三节　听觉 ·· 156

　习　题 ·· 158

第十章　神经系统的功能 ······································ 164

　第一节　神经系统概述 ·································· 164

　第二节　神经系统功能的实现 ·························· 165

　习　题 ·· 171

第十一章　内分泌 ·· 176

　第一节　激素概述 ······································ 176

第二节 激素的功能 ……………………………………………… 178
习 题 ……………………………………………………………… 190

第十二章 生 殖 ………………………………………………… 197
第一节 男性生殖功能与调节 ……………………………… 197
第二节 女性生殖功能与调节 ……………………………… 199
习 题 ……………………………………………………………… 202

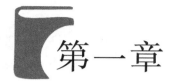

绪　论

生理学是一门重要的医学基础课,是以解剖学和组织学中有关人体结构的知识为基础,研究正常机体的生命活动规律的一门自然学科,而生理学的知识可为后续的药理学、病理学等医学课程的学习提供知识依据(图 1-1)。

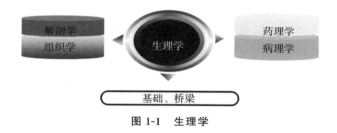

图 1-1　生理学

第一节　生理学简介

基础知识归纳总结

一、什么是生理学

生理学是研究正常机体生命活动现象和规律的学科。
生理学的研究对象是机体生命活动,如呼吸、消化、血液循环等。

二、生理学研究的水平和方法

(一)生理学研究的三个水平

(1)细胞和分子水平。

(2)器官和系统水平。

(3)整体水平。

(二)研究方法(实验——人体实验和动物实验)

1. 慢性实验(chronic experiment)

以完整、清醒的动物为研究对象,观察和分析其在各种环境条件下和机体生理条件下各器官、系统的活动及其机制。

优点:便于观察某一器官在正常情况下的生理功能及其与整体的关系,如研究动物的胃液分泌可采用假饲的实验方法。

2. 急性实验(acute experiment)

(1)在体实验:在麻醉条件下对动物进行手术,暴露出要观察的器官并进行实验,如去大脑强直(在中脑上丘与下丘之间及红核的下方水平面上将麻醉动物的脑干切断,手术后动物立即出现全身肌紧张加强、四肢强直、脊柱反张后挺现象,称为去大脑强直)。

(2)离体实验:从活着的或刚被处死的动物体内取出某一器官、组织或分离某种细胞,将它们置于一个类似于体内的人工环境中,在一定时间内保持其正常的生理功能,观察它们的功能活动及影响因素。

优点:可以严格控制细胞的环境条件,排除无关因素的干扰,使实验条件简单化,便于分析有关因素对离体器官、组织或细胞的功能影响。

知识拓展

生命体征资料具有重要的临床和科研意义

生命体征是体温、脉搏、呼吸和血压的总称。生命体征数据是护理人员经常收集的,也是最基本、最重要的资料,具有重要的临床和科研价值。因此,生命体征测量的准确与否至关重要。这就要求护理人员在测量分析时,能够合理运用相关的生理及病理生理知识,以避免测量失误。

例如在测量呼吸频率时,由于呼吸受意识控制,测量前不必向患者解释,以免患者紧张而影响测量的准确性。

第二节 生命的基本特征

基础知识归纳总结

$$生命的基本特征\begin{cases}新陈代谢\begin{cases}同化\\异化\end{cases}\\兴奋性\\适应性\begin{cases}生理性适应\\行为性适应\end{cases}\\生物节律\\生殖\end{cases}$$

一、新陈代谢(metabolism)

生物体不断与环境进行物质和能量交换,摄取营养物质以合成自身的物质,同时不断分解自身衰老、退化物质,并将其分解产物排出体外的自我更新过程称为新陈代谢,包括:①同化作用(合成代谢);②异化作用(分解代谢)。

二、兴奋性(excitability)

(1)兴奋性(excitability):活组织细胞接受刺激产生反应(动作电位)的能力或特性。

(2)刺激(stimulus):引起机体反应的内外环境变化。

(3)反应(response):机体应答刺激所产生的变化。

(4)可兴奋组织:接受刺激后能迅速产生某种特定生理反应的组织。

(5)兴奋(excitation):由相对静止变为显著的运动状态,或原有的活动由弱变强。

(6)抑制(inhibition):由运动转为相对静止,或活动由强变弱。

(7)阈值或阈强度(threshold intensity):能引起可兴奋组织细胞产生反应的最小刺激强度(图1-2)。

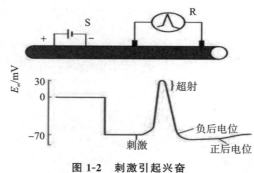

图 1-2　刺激引起兴奋

三、兴奋性的周期性变化

组织、细胞在兴奋过程中兴奋性的周期性变化,依次为(图 1-3):

(1)绝对不应期:指组织细胞在一次兴奋初期很短的时间内,对任何强度的刺激都不能再产生兴奋的时期(ab 段)。

(2)相对不应期:指在绝对不应期之后的一段时间内,须给予大于该组织阈值的较强刺激才能引起反应的时期(bc 段)。

(3)超常期:在相对不应期之后,只要用阈下刺激就能够引起细胞或组织再兴奋,表明细胞的兴奋性高于正常水平(cd 段)。

(4)低常期:指在超常期之后相当长的一段时间内,细胞的兴奋性低于正常水平,需要用阈上刺激才能引起细胞的再次兴奋(de 段)。

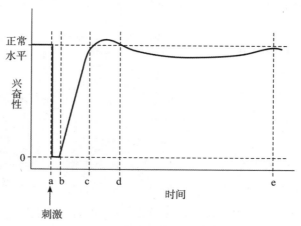

图 1-3　兴奋性的周期性变化

四、适应性(adaptability)

(1)适应(adaptation):机体按环境变化调整自身生理功能的过程。

(2)适应性(adaptability):机体能根据内外环境的变化调整体内各种活动以适应变化的能力。

(3)生理性适应:是指身体内部的协调性反应,如在强光照射下,瞳孔缩小以减少光线进入眼内,避免视网膜受到损伤。

(4)行为性适应:常有躯体活动的改变,如在低温环境中,机体会出现趋热活动;遇到伤害性刺激时会出现躲避活动。

五、生物节律性

生物节律性是指生物体的功能活动常按一定的时间顺序发生周期性的变化,这种变化具有节律性,可分为日节律(体温、血压)、月节律(月经)、年节律(春困秋乏)。

六、生殖(reproduction)

生殖是生物体繁殖后代、延续种系的一种特征性活动。成熟的个体通过无性或有性繁殖方式产生或形成与本身相似的子代个体。

知识拓展

生物节律对血标本采集的影响

护理人员经常要从病人身上采集血液标本,用于疾病的诊断、治疗效果及康复情况的分析。根据待检测的指标,采血时间是有严格要求的。这是由于血液中某些成分具有节律性变化,不同时间取血的结果不同。只有遵循血液成分的变化规律,才能正确地指导临床。

例如,在做肾上腺激素相关检查时,通常会检测血浆中的皮质醇含量,而皮质醇有昼夜节律变化,清晨最高,午夜最低,因此单次采集意义不大。目前,临床上多参考上午8点、下午4点和凌晨0点三次取血检测的皮质醇结果来辅助诊断。

第三节　人体与环境

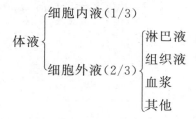

基础知识归纳总结

$$体液\begin{cases} 细胞内液(1/3) \\ 细胞外液(2/3)\begin{cases} 淋巴液 \\ 组织液 \\ 血浆 \\ 其他 \end{cases} \end{cases}$$

一、人体与外环境

外环境:机体整体直接接触和生活的环境(外界、大气环境)。

外环境包括自然环境和社会环境。

(1)自然环境按影响的性质可以分为物理因素、化学因素和生物因素,如气温、气压、光照等。

(2)社会环境是影响人体功能的另一个重要方面,包括社会因素和心理因素。

二、内环境

体液:人体细胞内外含有大量液体,总称为体液,约占体重的 60%。

(1)细胞内液:约 2/3,约占体重的 40%。

(2)细胞外液(内环境):约 1/3,约占体重的 20%。

①组织液:约 3/4,约占体重的 15%。

②血浆:约 1/4,约占体重的 5%。

③淋巴液:少量。

④房水、胸膜腔、脑脊腔及关节腔内液体。

注意:膀胱内液体不属于细胞外液。

三、内环境与稳态

(一)内环境——细胞外液(成分非常接近于海水)

内环境的作用:

(1)为机体提供必要的理化条件,使细胞的各种酶促反应和生理功能得以正常发挥。

(2)为细胞提供营养物质并接受来自细胞的代谢产物。

(二)稳态(homeostasis)

稳态是一种动态平衡:内环境的理、化因素保持相对稳定的状态。

机体的代谢活动不断地破坏平衡,机体又依靠各种调节机制恢复平衡。一旦机体不能恢复这种平衡,疾病就产生了。

治疗疾病就是帮助机体恢复这种平衡。

知识拓展

补液是临床中维持机体稳态的重要手段

在临床工作中,补液是多数疾病治疗的重要手段,对维持机体的稳态具有重要作用。因此,只有深刻理解人体在正常(生理)和疾病不同状态下的功能变化,做到具体病情具体分析,才能正确应用补液以达到稳态,从而治疗疾病甚至挽救病人生命。

例如,对于水和钠同时缺失,缺水多于缺钠,血清钠高于正常范围,细胞外液呈高渗状态的高渗性脱水,补液原则是"先糖后盐,以糖为主";而对于水和钠同时缺失,缺水少于缺钠,血清钠低于正常范围,细胞外液呈低渗状态的低渗性脱水,补液原则是"先盐后糖,以盐为主"。

第四节　人体生理功能的调节

基础知识归纳总结

生理功能的调节存在神经调节、体液调节和自身调节三种。

表 1-1　神经调节、体液调节和自身调节的物质基础、作用方式和一般特点

种类	结构基础	作用方式	一般特点
神经调节	反射弧	神经反射	迅速、精确、短暂
体液调节	激素等特殊的化学物质	远距分泌、旁分泌、神经分泌等	缓慢、持久、弥散、作用面广
自身调节	细胞或组织、器官自身	多种方式	灵敏度较低,调节幅度和范围较小

一、人体自动控制系统——反馈控制系统

反馈有负反馈和正反馈两种形式。受控部分发出的反馈信息调整控制部分活动,最终使受控部分的活动朝着与它原先活动相反的方向改变,称为负反馈。受控部分发出的反馈信息促进与加强控制部分的活动,最终使受控部分的活动朝着与它原先活动相同的方向改变,则称为正反馈。

二、人体自动控制系统——前馈控制系统

前馈控制系统是指控制部分发出指令使受控部分进行某一活动。条件反射活动是一种前馈控制系统活动。例如,动物见到食物就分泌唾液,这种分泌比食物进入口中引起的唾液分泌来得快,而且富有预见性,更具有适应性意义;在参加赛跑前,尽管信号枪还没响起,但参赛者已出现心率加快、心排血量增加、肺通气量增加、肾上腺素分泌增加等一系列反应,以提前适应赛跑时机体血供和耗氧量增加的需要。可见,前馈控制系统使机体的调节更富有预见性和适应性。

表 1-2　负反馈、正反馈和前馈的比较

种类	实例	体内存在情况	意义和特点
负反馈	降压反射、肺牵张反射等	极多见	维持各种生理功能活动的稳态；都有一个调定点（可视为各生理指标正常范围的均数）
正反馈	排尿反射、血液凝固过程等	相对少见	产生"滚雪球效应"，或促使某一生理过程很快达到高潮并发挥最大效应；常在局部和短时间内发挥作用；有些正反馈对稳态的维持也有间接作用（如血液凝固）
前馈	条件反射、熟练动作的操作等	多见	相对于反馈更快、更准确、更有预见性，可以避免负反馈调节时矫枉过正产生的波动和反应的滞后现象

生理功能调节

神经调节
- 基本方式：反射
- 结构基础：反射弧
- 特点：快、短、准确

体液调节
- 方式
  - 内分泌（包括神经分泌）
  - 旁分泌
  - 自分泌
- 特点：慢、长、广泛
- 参与物质：激素、代谢产物

自身调节
- 根本点：不依赖神经和体液调节
- 特点：范围小
- 异长自身调节
- 举例：肾血流在血压正常波动范围内保持不变

反馈系统

正反馈
- 定义：反馈信息促进控制部分的活动
- 举例：排便、排尿、射精、分娩、血液凝固、动作电位的产生、1,6-双磷酸果糖对 6-磷酸果糖果激酶 I 的作用

负反馈
- 定义：反馈信息与控制部分的作用方向相反
- 意义：维持稳态
- 举例：减压反射

知识拓展

心理护理是现代护理模式的重要组成部分

　　俄国生理学家巴甫洛夫认为,暗示是人类最简单、最典型的条件反射。受暗示性是人的心理特性。心理暗示,是指人受外界或他人的愿望、观念、情绪、判断、态度影响的心理特点,在医学领域内有无可替代的应用价值。临床实践证明,心理护理与药物治疗同样可以帮助病人减轻痛苦,战胜疾病,恢复健康。心理护理包括用言语、动作、形体、表情做感觉性提示。

　　心理护理作为现代护理模式的重要组成部分,应贯穿临床护理全过程,融入护理实践。

习　题

一、单项选择题

1. 机体从环境中摄取营养物质,合成自身成分的过程,称为(　　)。

A.吸收　　　　B.新陈代谢　　　　C.同化作用　　　　D.异化作用　　　　E.消化

2. 机体不断分解自身物质,释放能量,以供给机体需要的过程,称为(　　)。

A.吸收　　　　B.新陈代谢　　　　C.物质合成代谢　　D.异化作用　　　　E.消化

3. 生命活动最基本的特征是(　　)。

A.兴奋性　　　B.生殖　　　　　　C.新陈代谢　　　　D.兴奋　　　　　　E.抑制

4. 细胞受刺激后产生动作电位的能力称为(　　)。

A.兴奋　　　　B.适应　　　　　　C.反馈　　　　　　D.阈值　　　　　　E.兴奋性

5. 机体的内环境是指(　　)。

A.细胞内液　　　　　　　　　B.血液和淋巴液

C.组织液　　　　　　　　　　D.细胞外液

6. 可兴奋细胞兴奋时,共有的特征是产生(　　)。

A.收缩反应　　B.神经冲动　　　　C.电位变化　　　　D.反射活动

7. 维持机体稳态的重要调节过程是(　　)。

A.正反馈调节　　　　　　　　B.自身调节

C.神经调节　　　　　　　　　D.负反馈调节

8. 下列生理过程属于前反馈调节的是（　　　）。

A.负反馈调节　　　　　　　　　　B.正反馈调节

C.减压反射　　　　　　　　　　　D.比赛前运动员出现心跳加快

9. 下列生理过程属于负反馈调节的是（　　　）。

A.排尿反射　　B.分娩　　　　C.排便反射　　　　D.减压反射

10. 最能反映内环境状况的体液部分是（　　　）。

A.细胞内液　　B.脑脊液　　　C.血液　　　　　　D.淋巴液

11. 正常人体内环境的理化特性经常处于（　　　）状态。

A.固定不变　　B.随机多变　　C.相对稳定　　　　D.绝对不变

12. 机体处于寒冷环境时,甲状腺激素分泌增多属于（　　　）。

A.神经调节　　B.自身调节　　C.体液调节　　　　D.神经-体液调节

13. 内环境与体内细胞的关系是（　　　）。

A.细胞的生存环境　　　　　　　　B.细胞与外环境进行物质交换的桥梁

C.物质交换的场所　　　　　　　　D.细胞排泄废物的通道

14. 回心血量增加使心肌纤维拉长而收缩力加大属于（　　　）。

A.神经调节　　B.反馈调节　　C.负反馈调节　　　D.自身调节

15. 负反馈的调节作用是（　　　）。

A.维持稳态的重要调节途径　　　　B.使血压不至于上升过快

C.使心率不至于上升过快　　　　　D.使排尿反射进一步增强

16. 运动会时,肾上腺素的分泌增加是由于（　　　）。

A.自身调节　　　　　　　　　　　B.体液调节

C.神经-体液调节　　　　　　　　 D.神经调节

17. 体液是（　　　）。

A.细胞内的液体　　　　　　　　　B.细胞外的液体

C.细胞内液加细胞外液　　　　　　D.血液

18. 机体内环境的稳态是指（　　　）。

A.细胞内液理化性质保持不变　　　B.细胞内液化学成分相对恒定

C.细胞外液理化性质相对恒定　　　D.细胞内代谢水平稳定

19. 关于体液调节,下述哪项是错误的（　　　）。

A.体液调节通过化学物质来实现　　　　　　　B.体液调节不受神经系统的控制

C.分泌激素的细胞有内分泌功能　　　　　　　D.体液调节不一定是全身性的

20. 神经调节的基本方式是（　　　）。

A.反射　　　　B.反应　　　　C.神经冲动　　　　D.正反馈调节

21. 维持人体某种功能的稳态主要依赖于（　　　）。

A.神经调节　　B.体液调节　　　　C.自身调节　　　　D.正反馈　　　　E.负反馈

22. 下列生理过程中,属于正反馈调节的是（　　　）。

A.减压反射　　　　　　　　B.血糖浓度调节

C.排尿反射　　　　　　　　D.体温调节

E.正常呼吸频率维持

23. 皮肤黏膜的游离神经末梢属于（　　　）。

A.感受器　　　B.传入神经　　　C.神经中枢　　　D.传出神经　　　E.效应器

24. 躯体运动神经属于（　　　）。

A.感受器　　　B.传入神经　　　C.神经中枢　　　D.传出神经　　　E.效应器

25. 下列反射中属于条件反射的是（　　　）。

A.膝跳反射　　B.减压反射　　　C.排尿反射　　　D.望梅止渴　　　E.吸吮反射

26. 阈值越大,说明组织（　　　）。

A.兴奋性越高　　　　　　　B.兴奋程度越低

C.兴奋程度越高　　　　　　D.兴奋性越低

E.没有兴奋性

二、填空题

1. 神经调节的基本方式是_____。

2. 反射的基本形式有_____和_____。

3. 细胞外液包括位于组织、细胞间隙中的_____和血液中的_____。还包括(Pb)淋巴液等。

4. 生命活动的基本特征有_____、_____、_____、_____、_____。

5. 内环境是指细胞生活的_____,它由_____构成,是_____进行物质交换的桥梁。

6. 运动员听到枪声起跑属于_____调节。

7. 体液调节与神经调节相比较,体液调节的作用具有_____、_____、_____和_____的特点。

8. 自身调节是指当体内外环境变化时,器官、组织、细胞不依赖于_____或_____而产生的适应性反应。

9. 反射弧由感受器、_____、_____、_____、_____五个缺一不可的部分组成。

10. 生理学的实验根据实验对象的不同可以分为_____和_____。

11. 在维持内环境稳态中,机体进行的调节过程一般属于_____反馈过程。

12. 新陈代谢是指生物体与环境之间不断进行_____,以实现自我更新的过程。

13. 细胞受到刺激而发生反应时,其_____会发生周期性变化。

三、判断题

1. 体内不少内分泌腺直接或间接接受中枢神经系统的控制。因此,体液调节相当于反射弧传出道路的一个延伸部分。(　　)

2. 正反馈是不可逆和不断增强的过程。(　　)

3. 机体内环境稳态是指细胞外液的化学成分和理化性质保持绝对不变。(　　)

参考答案

一、单项选择题

1. C　　2. D　　3. C　　4. E　　5. D　　6. C　　7. D　　8. D　　9. D　　10. C

11. C　　12. D　　13. A　　14. A　　15. A　　16. C　　17. C　　18. C　　19. B　　20. A

21. E　　22. C　　23. A　　24. D　　25. D　　26. D

二、填空

1. 反射

2. 条件反射　非条件反射

3. 组织液　血浆

4. 新陈代谢　兴奋性　适应性　生物节律性　生殖

5. 环境　细胞外液　细胞

6. 神经

7. 慢　广泛　不准确　持久

8. 神经调节　体液调节

9. 传入神经　神经中枢　传出神经　效应器

10. 动物实验　人体实验

11. 负

12. 物质和能量的交换

13. 兴奋性

三、判断题

1. ×　　2. √　　3. ×

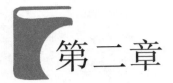

第二章

细胞的基本功能

第一节 细胞膜的结构和物质转运过程

基础知识归纳总结

一、细胞膜的结构与组成成分

细胞膜的组成部分:脂类、蛋白质、糖类(图 2-1)。

脂质双层是一种二维流体。

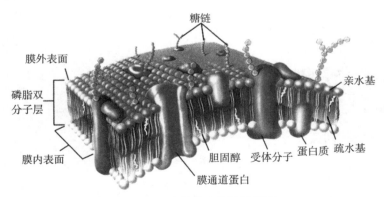

图 2-1 细胞膜的液体镶嵌模型

二、跨细胞膜的物质转运

（一）单纯扩散

单纯扩散是指物质通过脂质分子间隙从质膜高浓度一侧向低浓度一侧进行的跨膜扩散，是一种单纯的物理现象，不涉及生物学机制，也无须耗能。经单纯扩散转运的物质是脂溶性物质或少数不带电荷的极性小分子，如 O_2、CO_2、N_2、类固醇激素、乙醇、尿素、甘油、水等。

（二）易化扩散

易化扩散是指在膜蛋白帮助下，非脂溶性的小分子物质或带电离子顺浓度梯度和（或）电位梯度进行的跨膜转运，可分为以下两种形式。

1. 经通道易化扩散

经通道易化扩散是各种带电离子在通道蛋白的介导下，顺浓度梯度和（或）电位梯度的跨膜转运。离子通道转运的特点：①都是被动转运；②信道开放时，离子转运速率很高；③具有一定的离子选择性和门控特性。水分子快速通过细胞膜主要借助膜上的水通道实现。

2. 经载体易化扩散

经载体易化扩散是指水溶性小分子物质或离子在载体蛋白介导下顺浓度梯度进行的跨膜转运，属于载体介导的被动转运。经载体易化扩散的特点：①结构特异性，各种载体仅能识别和结合具有特定化学结构的底物；②饱和现象，由于细胞膜中载体的数量和转运速率有限，因此当被转运的底物浓度增加到一定程度时，底物的扩散速度便达到最大值，不再随底物浓度的增加而增大；③竞争性抑制，两种结构相似的物质竞争性地与载体结合，转运速率相互受到抑制。

（三）主动转运

主动转运指某些物质在膜蛋白的帮助下，由细胞代谢供能而进行的逆浓度梯度和（或）电位梯度跨膜转运。完成主动转运的膜蛋白本质上也属于载体，可根据是否直接消耗能量分为以下两种。

1. 原发性主动转运

原发性主动转运是指细胞直接利用代谢产生的能量将物质逆浓度梯度和（或）电位梯度转运的过程。原发性主动转运的物质通常为带电离子，介导原发性主动转运的膜蛋白或载体被称为离子泵,其化学本质是 ATP 酶,可通过直接分解细胞内的 ATP 供能,如钠-钾泵、钙泵、质子泵。钠泵活动的生理意义:①形成的细胞内高 K^+ 为胞质内许多代谢反应(如蛋白质合成)所必需;②维持胞内渗透压和细胞容积,防止细胞水肿;③形成的 Na^+ 和 K^+ 跨膜浓度梯度是细胞发生电活动的基础;④活动的生电效应可直接使膜内电位的负值增大;⑤建立的 Na^+ 跨膜浓度梯度可为继发性主动转运提供势能储备。

2. 继发性主动转运

继发性主动转运(图 2-2):原发性主动转运可形成一定的离子浓度梯度,在这些离子顺浓度梯度扩散的同时,还有其他物质可借助于载体逆浓度梯度和(或)电位梯度进行跨膜转运,其能量不是来自 ATP 的分解,而由主动转运其他物质造成的高势能提供。

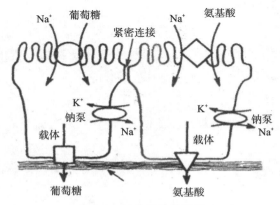

图 2-2 继发性主动转运

(四)膜泡运输

膜泡运输是指大分子和颗粒物质进出细胞时由膜包围形成囊泡,通过膜融合和离断等一系列过程完成转运的过程,也称批量运输。膜泡运输需要消耗能量,也需要更多蛋白质参与,可分为两种形式。

1. 出胞

出胞(图 2-3):胞质内的大分子物质以分泌囊泡的形式排出细胞的过程,如外分泌腺细胞排放酶原颗粒和黏液,内分泌腺细胞分泌激素,神经纤维末梢释放神经递质等。

2. 入胞

入胞(图 2-4):细胞外大分子物质或物质团块如细菌、死亡细胞、细胞碎片等被细胞膜包裹后以囊泡形式进入细胞的过程。其中,物质以固态入胞称为吞噬,以液态入胞称为吞饮。

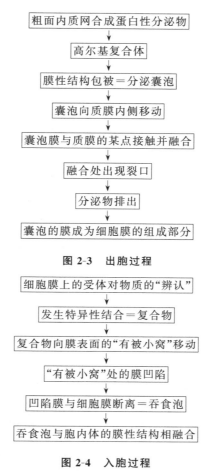

图 2-3　出胞过程

图 2-4　入胞过程

第二节　细胞的生物电现象

基础知识归纳总结

生物电（bioelectricity）：指一切活细胞无论在静息状态下还是活动状态下都存在的电现象，与细胞兴奋的产生和传导有着密切的联系。

两种表现形式：安静时具有的静息电位和受刺激时产生的动作电位。

恩格斯说：几乎没有一种生理功能的实现不同时伴随着某种生物电变化。

一、静息电位

(一)静息电位有关概念及大小表述

静息电位是指安静情况下细胞膜两侧存在的外正内负且相对平稳的电位差。差值愈大,静息电位愈大。

安静情况下,细胞膜电位所处的外正内负的稳定状态称为极化。静息电位增大(如细胞内电位由-70 mV变为-90 mV)的过程或状态称为超极化,表示膜的极化状态增强。静息电位减小(如细胞内电位由-70 mV变为-50 mV)甚至倒转的过程或状态称为去极化,表示膜的极化状态减弱。细胞膜去极化后再向静息电位方向恢复的过程称为复极化。

(二)静息电位的产生机制

K^+外流是形成静息电位的主要原因:细胞内液K^+浓度较细胞外液高,在安静状态下,细胞膜对K^+的通透性也较高(细胞膜上存在着持续开放的非门控的K^+通道)。因此,K^+在浓度差驱动下顺浓度梯度向细胞外扩散。在K^+外流的过程中,膜内侧的有机负离子聚积在膜的内表面,可将外流的K^+限制于膜的外表面,从而出现膜两侧内负外正的电位差。该电位差形成的电场力可阻碍K^+外流。当电位差与浓度差两者的驱动力大小相等时,K^+的电化学驱动力等于零,净扩散量也就为零,这时的电位差称为K^+的平衡电位(equilibrium potential)。经测定,静息电位接近K^+的平衡电位,而远离Na^+的平衡电位,故静息电位主要是K^+外流形成的。

少量逸入膜内的Na^+使静息电位数值减小:细胞外液K^+浓度较高,安静时细胞膜对Na^+亦有一定的通透性(为K^+通透性的$1/100\sim1/50$),少量逸入膜内的Na^+可部分抵消由K^+外流所形成的膜内负电位。

(三)钠泵的生电作用

钠泵活动本身具有生电作用,每分解1分子ATP,可使3个Na^+移出胞外、2个K^+移入胞内,相当于把一个净正电荷移出膜外,结果使膜内电位的负值增大。这种生电作用在静息电位形成中的贡献不超过5%。

(四)影响静息电位水平的因素

(1)细胞外液K^+浓度:当细胞外K^+浓度升高时,K^+平衡电位减小,静息电位也相应减小。

(2)膜对 K^+ 和 Na^+ 的相对通透性:膜对 K^+ 的通透性增大,静息电位将增大(更趋向于平衡电位);膜对 Na^+ 的通透性增大,则静息电位减小(更趋向于平衡电位)。

(3)钠泵活动水平:钠泵活动增强时,其生电效应增强,膜发生一定程度的超极化;相反,钠泵活动受抑制时,静息电位减小。

二、动作电位

(一)动作电位的概念

动作电位的概念:细胞在静息电位基础上接受有效刺激后产生的一个迅速的可向远处传播的膜电位波动。

动作电位包括锋电位和后电位两部分。锋电位由快速去极化的升支和快速复极化的降支组成,是动作电位的主要部分;后电位是锋电位之后膜电位的低幅、缓慢波动,包括后去极化电位和后超极化电位。

(二)动作电位的特点

(1)"全或无"现象:要使细胞产生动作电位,所给的刺激必须达到一定强度。若刺激强度过小,动作电位不会产生(无);刺激达到一定强度时,所产生的动作电位的幅度便达到该细胞动作电位的最大值,不会随刺激强度的继续增强而增大(全)。

(2)不衰减传播:动作电位产生后,并不停留在受刺激的局部细胞膜,而是沿膜迅速向四周传播,直至传遍整个细胞,而且其幅度和波形在传播过程中始终保持不变。

(3)脉冲式发放:连续刺激所产生的多个动作电位总有一定间隔而不会融合起来,呈现为分离的脉冲式发放。

(三)动作电位的产生机制和过程

细胞受到刺激时膜电位发生的波动是细胞膜两侧带电离子跨膜移动的结果。带电离子跨膜扩散需要电化学驱动力的推动,且细胞膜对离子需具有通透性。在安静状态下, Na^+ 受到的电化学驱动力明显大于 K^+ 的驱动力,为内向驱动。当细胞受到有效刺激时,细胞膜对 Na^+ 的通透性即钠电导首先增大,于是 Na^+ 在较大的电化学驱动力推动下内流。 Na^+ 内流引起的去极化达到阈电位后,去极化与钠电导之间出现正反馈,使膜电位急剧上升,形成动作电位的去极化时相和超射。随后,钠电导迅速下降,钾电导逐渐增大, K^+ 在增大的外向电化学驱动力作用下快速外流,使膜迅速复极化。

(四)电压门控 Na^+ 信道的三种功能状态

(1)静息态:通道在受刺激前尚未开放的状态。这时,钠通道的激活门(m门)完全关闭,失活门(h门)虽然接近于完全开放,但通道仍未导通。

(2)激活态:通道在受去极化刺激后开放的状态,此时全细胞 Na^+ 电流迅速增大。这时,钠通道的激活门迅速打开,失活门则逐渐关闭,但又尚未关闭,故通道出现瞬间导通。

(3)失活状态:通道在激活态之后对去极化刺激不再反应的状态。这时,通道的失活门时间依赖性完全关闭,尽管去极化电压仍继续存在、激活门开放,但通道仍不能导通。

能触发动作电位发生的膜电位临界值称为阈电位,即刚好能引起膜去极化与 Na^+ 电导之间形成正反馈的膜电位水平。能够触发组织或细胞产生动作电位的最小强度的刺激则称为阈刺激,其强度称为阈强度或阈值。大于阈强度的刺激称为阈上刺激,小于阈强度的刺激称为阈下刺激。

(五)动作电位的传播:局部电流学说

动作电位在同一细胞上的传播:在动作电位的发生部位,膜两侧电位呈现外负内正的反极化状态,与它相邻的未兴奋区仍处于外正内负的极化状态。因此,兴奋区与邻旁未兴奋区之间将出现电位差,并产生由正电位区流向负电位区的局部电流。局部电流流动的结果是邻旁未兴奋区的膜电位减小,即发生去极化。当此处膜去极化达到阈电位时,即可触发该区爆发动作电位,成为新的兴奋区,而原来的兴奋区则进入复极化过程。新的兴奋区又与其前方的安静区再形成新的局部电流,于是,一处发生的兴奋将成为下一处兴奋的诱因,从而使动作电位由近及远地传播开来。

动作电位在细胞之间的传播:某些组织如脑内的某些核团、心肌以及某些种类的平滑肌,细胞间存在缝隙连接。缝隙连接是一种特殊的细胞间连接方式,中间的孔洞可以连通两个细胞的胞质,局部电流也可经此流过。因此,借助缝隙连接,动作电位可在细胞之间直接传播。缝隙连接的意义在于使某些同类细胞发生同步化活动。

(六)兴奋性

兴奋性是指机体的组织或细胞接受刺激发生反应的能力或特性。神经细胞、肌细胞和腺细胞很容易接受刺激并产生动作电位,故常将这些能够产生动作电位的细胞称为可兴奋细胞。细胞兴奋性高低可以用刺激的阈值大小来衡量。阈值愈小,兴奋性愈高;阈值愈大,兴奋性愈低。

(七)兴奋性的周期性变化

(1)绝对不应期:兴奋发生后的最初一段时间内,无论施加多强的刺激也不能使细胞再次兴奋。此期与通道激活和随后的失活状态有关。

(2)相对不应期:绝对不应期之后,兴奋性逐渐恢复,受刺激后可发生兴奋,但刺激强度必须大于原来的阈值。此期与通道复活数量较少有关。

（3）超常期：相对不应期过后，有的细胞可出现兴奋性轻度增高，这时给予阈下刺激就可使细胞再次兴奋。此期与膜电位尚未完全回到静息电位，距离阈电位水平较近有关。

（4）低常期：超常期后，有的细胞还出现兴奋性轻度降低的现象，此时需要给予阈上刺激才能引起细胞再次兴奋。此期与膜电位处于轻度超极化，距离阈电位水平较远有关。

三、骨骼肌神经-肌肉接头处的兴奋传递

骨骼肌神经-肌肉接头处的兴奋传递过程为"电—化学—电"传递，即由运动神经纤维传到末梢的动作电位（电信号）；激活接头前膜的电压门控钙通道而触发 Ca^{2+} 依赖性突触囊泡出胞，释放乙酰胆碱（acetyl choline，ACh）至接头间隙（化学信号）；再由 ACh 激活终板膜中的 N_2 型 ACh 受体阳离子通道，通过 Na^+ 内流和 K^+ 外流且以 Na^+ 内流为主的跨膜离子电流，使终板膜去极化产生终板电位（end-plate potential，EPP，电信号）。EPP 刺激邻旁普通肌膜中的电压门控钠通道开放，引起 Na^+ 内流和普通肌膜的去极化，达到阈电位水平时即可爆发动作电位。ACh 则在释放后的几毫秒内被乙酰胆碱酯酶迅速分解而消除，使终板膜恢复到接受新兴奋传递的状态。

在骨骼肌神经-肌肉接头处的兴奋传递过程中，ACh 释放是一个关键性步骤。首先，接头前膜的 ACh 释放具有 Ca^{2+} 依赖性；其次，运动神经末梢释放 ACh 是一种量子式释放，即 ACh 的释放是以囊泡为单位进行的。一个囊泡称为一个"量子"，释放时囊泡内的ACh 倾囊而出。

骨骼肌神经-肌肉接头处兴奋传递与兴奋在神经纤维上的传导相比，主要特征有：①单向性传递，即兴奋只能从运动神经末梢传向骨骼肌细胞，而不能反方向传递；②时间延搁，即兴奋通过神经-肌肉接头至少需要 0.5 ms；③易受环境因素变化的影响，如细胞外液酸碱度、温度的变化，药物和其他体液因素的作用等；④另外，还有 Ca^{2+} 依赖性、一对一传递等特点。

四、横纹肌

（一）细胞的结构特征

肌原纤维和肌节横纹肌细胞内含有上千条直径 $1\sim2~\mu m$ 纵向平行排列的肌原纤维。明暗交替的横纹分别称为明带和暗带，暗带中央为 M 线，明带中央为 Z 线。相邻两 Z 线之间的区段称为肌节，是肌肉收缩和舒张的基本单位。肌原纤维由粗肌丝和细肌丝构

成,粗、细肌丝在肌节中的规则排列使肌原纤维呈现明暗交替的横纹。

肌管系统横纹肌细胞中的横管又称"T管",是与肌原纤维走行方向垂直、由细胞膜内陷而形成的膜性管道。纵管也称"L管",是与肌原纤维走行方向平行的膜性管道,即肌质网(sarcoplasmic reticulum,SR)。其中,包绕在肌原纤维周围并交织成网的部分称为纵行肌质网,其膜中有钙泵,可逆浓度梯度将胞质中的 Ca^{2+} 转运至肌质网内;肌质网与T管膜或肌膜(见于心肌)相接触的末端膨大或呈扁平状,称为连接肌质网(junctional sarcoplasmic reticulum,JSR)或终池。在骨骼肌,T管与其两侧的终池形成三联管结构;而在心肌,T管与单侧的终池相接触,形成二联管结构。这些结构是兴奋-收缩耦联的关键部位。

（二）收缩机制

肌丝的分子结构——肌球蛋白和肌动蛋白直接参与肌肉收缩,故称为收缩蛋白;原肌球蛋白和肌钙蛋白不直接参与肌肉收缩,但可调控收缩蛋白间的相互作用,故称为调节蛋白。

（1）粗肌丝:由肌球蛋白(也称肌凝蛋白)分子聚合而成,单个肌球蛋白分子有一个杆部和两个球形的头部。头部连同与它相连的一小段称为"桥臂";杆部从粗肌丝中向外伸出而形成横桥,具有 ATP 酶活性,并能与肌动蛋白结合。

（2）细肌丝:①肌动蛋白(也称肌纤蛋白)聚合成两条链相互缠绕构成细肌丝的主干;②原肌球蛋白(也称原肌凝蛋白),两条肽链缠绕成双螺旋结构,掩盖肌动蛋白分子上的横桥结合位点;③肌钙蛋白,与 Ca^{2+} 结合而改变构象,触发原肌球蛋白分子移位,暴露横桥结合位点。

（三）兴奋-收缩耦联

横纹肌细胞产生动作电位的电兴奋过程与肌丝滑行的机械收缩联系起来的中介机制称为兴奋-收缩耦联。耦联因子是 Ca^{2+},结构基础在骨骼肌是三联管结构,在心肌为二联管结构。横纹肌细胞兴奋-收缩耦联的基本步骤如下所示。

（1）动作电位沿 T 管膜传导,激活 T 管膜和肌膜中的 L 型钙通道。

（2）肌膜的去极化在骨骼肌可通过构象变化触发钙释放机制,在心肌则通过诱导钙释放机制引起终池内 Ca^{2+} 的释放。

（3）胞质内 Ca^{2+} 浓度升高促使 Ca^{2+} 与肌钙蛋白结合而触发肌肉收缩。

（4）胞质内 Ca^{2+} 浓度的升高激活纵行肌质网膜中的钙泵,将胞质中的 Ca^{2+} 回收入肌质网中而降低胞质中的 Ca^{2+} 浓度,引起肌肉舒张。

（四）影响横纹肌收缩效能的因素

肌肉收缩效能是指肌肉收缩时产生的张力大小、缩短程度以及产生张力或缩短的速度。

1. 肌肉收缩的形式

(1)等长收缩:肌肉收缩时长度保持不变而只有张力增加。

(2)等张收缩:肌肉收缩时张力保持不变而只发生肌肉缩短。

2. 影响横纹肌收缩效能的因素

(1)前负荷:肌肉在收缩前所承受的负荷,其对应的收缩前肌肉长度为初长度。在等长收缩实验中,测定不同初长度条件下肌肉主动收缩产生的张力(即主动张力)并作图,即长度-张力关系曲线。产生最大收缩张力的初长度为最适初长度,此时有效发挥作用的横桥数最多,因而能产生最大的收缩张力。

(2)后负荷:肌肉在收缩后所承受的负荷。通过测定不同后负荷(张力)下肌肉缩短的速度,对应作图即张力-速度关系曲线。在一定范围内,后负荷越大,收缩张力增大,但肌肉缩短的程度和速度减小,故后负荷为零时,肌肉缩短速度达到最大,称为最大缩短速度(v_{max});而后负荷增加到肌肉不再缩短时,肌肉产生的张力达到最大,称为最大收缩张力(P)。

(3)肌肉收缩能力:与前负荷和后负荷均无关的能影响肌肉收缩效能的肌肉内在特性,涉及多方面与肌肉收缩相关的内在因素,是除与前、后负荷相关的因素外肌肉内在结构和功能特性的总和,如胞质内 Ca^{2+} 浓度的变化、横桥 ATP 酶的活性、肌细胞能量代谢的水平、各种功能蛋白及其亚型的表达水平、肌原纤维的肥大与否等。

(4)收缩的总和:肌细胞收缩的叠加特性。

①空间总和形式称为多纤维总和,或称多运动单位总和:运动单位是一个运动神经元及其轴突分支所支配的全部肌纤维所构成的基本收缩单元,总和就是参与同步收缩的运动单位数目的增加。

②时间总和形式称为频率总和:提高骨骼肌收缩频率而产生的叠加效应。每次动作电位之后出现一次完整的收缩和舒张过程,称为单收缩。若后一次收缩过程叠加在前一次收缩过程的舒张期,则称为不完全强直收缩;若后一次收缩过程叠加在前一次收缩过程的收缩期,则称为完全强直收缩。在等长收缩条件下,完全强直收缩所产生的张力可达单收缩的 3～4 倍。

五、平滑肌

(一)平滑肌的分类和结构特点

单个单位平滑肌与多单位平滑肌的比较见表 2-1;平滑肌与横纹肌的结构功能特点比较见表 2-2。

表 2-1　单个单位平滑肌与多单位平滑肌的比较

	单个单位平滑肌或内脏平滑肌	多单位平滑肌
举例	小血管、消化道、输尿管、子宫等器官的平滑肌	睫状肌、虹膜肌、竖毛肌、气道、大血管的平滑肌等
缝隙连接	大量,功能合胞体,类似心肌	几乎没有,各自独立,类似骨骼肌
自律性	有,能自发地产生节律性兴奋和舒缩活动	无,收缩活动受自主神经的控制
作用	起搏细胞调节整个平滑肌的电活动和机械收缩活动,牵张刺激可引起收缩	功能性收缩,其强弱取决于肌纤维的数目和频率,不受牵张刺激影响

表 2-2　平滑肌与横纹肌的结构和功能特点比较

	横纹肌	平滑肌
细肌丝∶粗肌丝	2∶1	(10~15)∶1
肌节和横纹	有	无
Z盘	有	无,对应的是致密体和致密斑
横桥	伸出方向相同	相反的方向在不同方位上伸出
钙结合蛋白	肌钙蛋白	钙调蛋白
肌管系统	T管、L管形成三联管(骨骼肌)、二联管(心肌)	无T管,肌膜纵向袋状凹入
致密带	无	有
缝隙连接	骨骼肌没有,心肌有	单个单位平滑肌有,多单位平滑肌几乎没有
细胞外 Ca^{2+} 依赖性	骨骼肌不依赖,心肌少部分依赖	大部分依赖
自律性	骨骼肌没有,部分心肌有	单个单位平滑肌有,多单位平滑肌没有
耦联机制	兴奋-收缩耦联	电-机械耦联和药物-机械耦联
肌丝滑行触发机制	Ca^{2+}→细肌丝中肌钙蛋白→原肌凝蛋白变构	Ca^{2+}-CaM→MLCK→粗肌丝横桥中 MLC 磷酸化

注:钙调素(calmodulin,CaM);肌球蛋白轻链激酶(myosin light chain phosphatase kinase,MLCK);肌球蛋白轻链(myosin light chain,MLC)。

（二）平滑肌细胞的收缩机制

触发因子是胞质中的 Ca^{2+}，其浓度的调控有电-机械耦联和药物-机械耦联两条途径。胞质中 Ca^{2+} 主要通过 Ca^{2+}-CaM 通路，作用于粗肌丝的肌球蛋白轻链（MLC）而触发收缩。过程为：胞质中 Ca^{2+} 浓度升高时，Ca^{2+} 与 CaM 结合形成 Ca^{2+}-CaM 复合物，后者与胞质中的肌球蛋白轻链激酶（MLCK）结合而使 MLCK 活化，活化的 MLCK 进一步使横桥中一对 20 kD 的 MLC 磷酸化，提高横桥 ATP 酶活性，从而触发平滑肌收缩。反之，当胞质中 Ca^{2+} 浓度降低时，MLCK 失活，而磷酸化的 MLC 在胞质中 MLCP 的作用下去磷酸化，导致平滑肌细胞舒张。

生物电及其产生机制
- 静息电位
  - 正常静息状态下电位：细胞内负外正（极化状态）
  - 去极化（消除极化状态），超极化（膜内更负），复极化（恢复）
  - 产生机制：K^+ 外流形成的平衡电位
- 局部电位
  - 定义：阈下刺激产生的微弱电变化
  - 特征
    - 等级性：与刺激强度成正比
    - 总和：时间和空间的总和
    - 电紧张扩布：影响附近膜电位
- 动作电位
  - 定义：过程阈刺激→Na^+ 内流（正反馈）→峰电位→复极化
  - 机制：Na^+ 内流的平衡电位
  - 特点
    - "全或无"现象
    - 不衰减传播
    - 脉冲式发放
  - 兴奋传播：局部电流（不是局部电位）
  - 兴奋性的变化：绝对不应期→相对不应期→超常期→低常期

知识拓展

膜片钳技术

1976 年，德国马普生物物理研究所内尔（Neher）和萨克曼（Sakmann）创建了膜片钳技术（patch clamp recording technique）。这是一种以记录通过离子通道的离子电流来反映细胞膜单一的或多个的离子通道分子活动的技术。它和基因克隆技术并驾齐驱，给生命科学研究带来了巨大的前进动力。

这一伟大的贡献，使 Neher 和 Sakmann 获得了 1991 年度的诺贝尔生理学或医学奖。膜片钳技术是用一个尖锐光洁、直径约 1 μm 的玻璃微电极同神经或肌细胞的膜接触而不刺入，然后在微电极另一端开口施加适当的负压，将与电极尖端接触的那一小片膜轻度吸入电极尖端的纤细开口，这样在这一小片膜周边与玻璃边沿之间形成紧密的封接,把吸附在微电极尖端开口处的那一小片膜同其余部分的膜在电学上完全隔离开来。在这种条件下,微电极所记录到的电流变化就只同该膜片中通道分子的功能状态有关。因此,此片膜内开放所产生的电流流进玻璃吸管,用膜片钳放大器测量此电流,就代表离子通道电流。膜片钳技术被称为研究离子通道的"金标准",是研究离子通道的最重要的技术。

习 题

一、单项选择题

1. 与发生细胞生物电无关的跨膜物质转运形式有( )。

A.经载体易化扩散 　　　　B.经化学门控通道易化扩散

C.经电压门控通道易化扩散 　　D.原发性主动转运

2. CO_2 和 NH_3 在体内跨细胞膜转运属于( )。

A.单纯扩散 　　　　　　　　B.易化扩散

C.出胞或入胞 　　　　　　　D.原发性主动转运

E.继发性主动转运

3. 下列关于电压门控 Na^+ 通道与 K^+ 通道共同点的叙述,错误的是( )。

A.都有开放状态 　　　　　　B.都有关闭状态

C.都有激活状态 　　　　　　D.都有失活状态

4. 用毒毛花苷抑制钠泵活动后,细胞功能可发生的变化有( )。

A.静息电位绝对值减小 　　　B.动作电位幅度降低

C.钠钙交换增加 　　　　　　D.胞质渗透压升高

5. 离子通过细胞膜的扩散量取决于( )。

A.膜两侧该离子的浓度梯度 　B.膜对该离子的通透性

C.该离子的化学性质 　　　　D.该离子所受的电场力

6. 以下属于被动转运的是( )。

A.继发性主动转运 　　　　　B.主动转运

C.出胞和入胞 　　　　　　　D.单纯扩散和易化扩散

7. 参与细胞易化扩散的蛋白质是( )。

A.受体蛋白 　　　　　　　　B.通道蛋白

C.泵蛋白 D.载体蛋白

E.载体蛋白和通道蛋白

8. 消化腺分泌消化酶的过程是( )。

A.单纯扩散 B.易化扩散 C.主动转运 D.入胞 E.出胞

9. 衡量组织兴奋性高低的指标是( )。

A.阈值 B.动作电位

C.静息电位 D.反应强度

E 刺激强度变化率

10. 下述不属于载体易化扩散特点的是( )。

A.高度特异性 B.电压依赖性

C.饱和现象 D.竞争性抑制

E.与膜通道无关

11. 物质顺电-化学梯度通过细胞膜属于( )。

A.单纯扩散 B.易化扩散

C.被动转运 D.主动转运

E.吞噬作用

12. 细胞膜内、外正常的钠离子和钾离子浓度差的形成和维持是由于( )。

A.安静时,细胞膜对钾离子的通透性大

B.兴奋时,细胞膜对钠离子的通透性大

C.钠离子和钾离子易化扩散的结果

D.细胞膜上钠-钾泵的作用

E.细胞膜上载体的作用

13. 关于神经纤维静息电位的叙述,错误的是( )。

A.安静时膜内、外两侧的电位差

B.其大小接近 K^+ 的平衡电位

C.其大小接近于 Na^+ 的平衡电位

D.它是个稳定电位

E.在不同细胞,其大小可以不同

14. 通道扩散的特点是( )。

A.逆浓度梯度 B.消耗化学能

C.转运小分子物质 D.转运脂溶性物质

E.以上都不是

15. 刺激是( )。

A.外环境的变化 B.内环境的变化

C.生物体感受的环境变化　　　　D.引起机体抑制的环境变化

E.引起机体兴奋的环境变化

16. 兴奋性是机体（　　）的能力。

A.做功　　　　　　　　　　　　B.运动

C.适应　　　　　　　　　　　　D.疲劳

E.对刺激产生反应

17. 钠泵活动最重要的意义是（　　）。

A.消耗 ATP　　　　　　　　　　B.维持兴奋性

C.防止细胞肿胀　　　　　　　　D.建立势能储备

E.维持细胞内高钾

18. 神经细胞静息电位的形成机制是（　　）。

A.K^+平衡电位　　　　　　　　B.K^+外流＋Na^+内流

C.K^+外流＋Cl^-外流　　　　D.Na^+内流＋Cl^-内流

E.Na^+内流＋K^+内流

19. 氧和二氧化碳的跨膜转运方式是（　　）。

A.单纯扩散　　　　　　　　　　B.易化扩散

C.主动转运　　　　　　　　　　D.继发性主动转运

E.入胞和出胞作用

20. 判断组织兴奋性最常用的指标是（　　）。

A.阈强度　　　　　　　　　　　B.阈电位

C.刺激波宽　　　　　　　　　　D.刺激频率

E.强度-时间变化率

21. 可兴奋细胞兴奋时的共同特征是（　　）。

A.反射活动　　B.动作电位　　C.神经传导　　D.肌肉收缩　　E.腺体分泌

22. 神经细胞锋电位上升支的离子机制是（　　）。

A.Na^+内流　　B.Na^+外流　　C.K^+内流　　D.K^+外流　　E.Ca^{2+}内流

23. 维持细胞膜内外 Na^+ 和 K^+ 浓度差的机制是（　　）。

A.ATP 作用　　　　　　　　　　B.钠泵活动

C.K^+易化扩散　　　　　　　　D.Na^+易化扩散

E.Na^+、K^+通道开放

24. 神经干动作电位幅度在一定范围内与刺激强度成正比的原因是（　　）。

A."全或无"定律　　　　　　　　B.离子通道不同

C.局部电流不同　　　　　　　　D.局部电位不同

E.各条纤维兴奋性不同

25. 关于细胞动作电位的正确叙述是（   ）。

A.动作电位传导幅度可变

B.动作电位是兴奋性的标志

C.阈下刺激引起低幅动作电位

D.动作电位幅度随刺激强度变化

E.动作电位以局部电流方式传导

26. 细胞产生动作电位的最大数取决于（   ）。

A.兴奋性　　　　　　　　B.刺激频率

C.刺激强度　　　　　　　D.不应期长短

E.锋电位幅度

27. 关于局部兴奋的错误叙述是（   ）。

A.无不应期　　　　　　　B.衰减性扩布

C.属于低幅去极化　　　　D.由阈下刺激引起

E.开放的 Na^+ 通道性质不同

28. 阈下刺激时膜电位可出现（   ）。

A.极化　　　B.去极化　　　C.复极化　　　D.超极化　　　E.超射

29. 形成静息电位的主要因素是（   ）。

A.K^+ 内流　　　B.Cl^- 内流　　　C.Na^+ 内流　　　D.K^+ 外流　　　E.Ca^{2+} 内流

30. 神经纤维兴奋的标志是（   ）。

A.极化状态　　　B.局部电位　　　C.锋电位　　　D.局部电流　　　E.阈电位

31. 具有"全或无"特征的电位是（   ）。

A.终板电位　　　B.突触后电位　　　C.锋电位　　　D.感受器电位　　　E.启动电位

32. 神经细胞兴奋性的周期性变化为（   ）。

A.有效不应期—相对不应期—超常期

B.有效不应期—相对不应期—低常期

C.绝对不应期—局部反应期—超常期

D.绝对不应期—相对不应期—低常期—超常期

E.绝对不应期—相对不应期—超常期—低常期

33. 兴奋性为零的时相是（   ）。

A.绝对不应期　　B.相对不应期　　C.超常期　　　D.低常期　　　E.静息期

34. 载体扩散不具有的特点是（   ）。

A.饱和性　　　　　　　　B.电压依赖性

C.结构特异性　　　　　　D.不消耗能量

E.相对竞争抑制

35. 关于神经纤维静息电位的错误论述是（   ）。

A.属于细胞内电位

B.膜外带正电,膜内带负电

C.数值接近 K^+ 平衡电位

D.数值接近 Na^+ 平衡电位

E.不同种类细胞数值不同

36. 关于神经纤维静息电位错误的是（   ）。

A.胞外 $[K^+]$ 低于胞内

B.胞内 $[Na^+]$ 低于胞外

C.细胞膜对 K^+ 的通透性高

D.细胞膜对 Na^+ 的通透性低

E.胞外 $[K^+]↑$,静息电位值↑

37. 神经、肌肉和腺体兴奋的共同标志是（   ）。

A.肌肉收缩   B.腺体分泌   C.局部电位   D.动作电位   E.突触后电位

38. 当胞外 $[K^+]↑$ 时,（   ）。

A.RP 幅值↑,AP 幅值↑   B.RP 幅值↑,AP 幅值↓

C.RP 幅值↓,AP 幅值↓   D.RP 幅值↓,AP 幅值↑

E.RP 幅值不变,AP 幅值↑

39. 当达到 K^+ 平衡电位时,（   ）。

A.膜内电位为正   B.K^+ 的净外电流为零

C.膜两侧电位梯度为零   D.膜外 K^+ 浓度高于膜内

E.膜两侧 K^+ 浓度梯度为零

40. 关于钠泵生理作用的错误描述是（   ）。

A.防止细胞水肿   B.造成胞内高钾

C.造成高血钾   D.建立膜两侧的离子储备

E.产生膜两侧 Na^+ 、K^+ 不均匀分布

41. 神经细胞动作电位的主要组成是（   ）。

A.阈电位   B.锋电位   C.局部电位   D.负后电位   E.正后电位

42. 神经静息电位数值与膜两侧（   ）。

A.K^+ 浓度差成正比关系   B.K^+ 浓度差成反比关系

C.Na^+ 浓度差成正比关系   D.Na^+ 浓度差成反比关系

E.Ca^{2+} 浓度差成反比关系

43. 引起机体反应的环境变化是（   ）。

A.反射   B.兴奋   C.刺激   D.反应   E.抑制

44. 阈电位是引起（　　　）。

A.超射的临界膜电位值　　　　　B.极化的临界膜电位值

C.超极化的临界膜电位值　　　　D.动作电位的临界膜电位值

E.局部电位的临界膜电位值

45. 阈强度（阈值）增大代表兴奋性（　　　）。

A.增高　　　　　　　　　　　　B.降低

C.不变　　　　　　　　　　　　D.先降低后增高

E.先增高后降低

46. 有髓神经纤维的传导特点是（　　　）。

A.传导速度慢　　　　　　　　　B.跳跃式传导

C.衰减性传导　　　　　　　　　D.单向传导

E.电缆式传导

47. 运动神经兴奋时,进入轴突末梢的量与囊泡释放量成正比关系的离子是（　　　）。

A.Ca^{2+}　　　　B.Mg^{2+}　　　　C.Na^+　　　　D.K^+　　　　E.Cl^-

48. 骨骼肌收缩和舒张的基本功能单位是（　　　）。

A.肌原纤维　　　B.肌小节　　　C.肌纤维　　　D.粗肌丝　　　E.细肌丝

49. 骨骼肌收缩时释放到肌浆中的 Ca^{2+} 被何处的钙泵转运（　　　）。

A.横管　　　　　　　　　　　　B.肌膜

C.线粒体膜　　　　　　　　　　D.肌浆网膜

E.粗面内质网

50. 不属于平滑肌的生理特性的是（　　　）。

A.易受各种体液因素的影响

B.不呈现骨骼肌和心肌那样的横纹

C.细肌丝结构中含有肌钙蛋白

D.肌浆网不如骨骼肌中的发达

E.细胞内未发现类似骨骼肌那样的 Z 线

51. 神经-肌肉接头传递中,消除乙酰胆碱的酶是（　　　）。

A.磷酸二酯酶　　　　　　　　　B.腺苷酸环化酶

C.胆碱酯酶　　　　　　　　　　D.ATP 酶

E.胆碱乙酰化酶

52. 神经-肌肉接头处的化学递质是（　　　）。

A.肾上腺素　　　　　　　　　　B.去甲肾上腺素

C.γ-氨基丁酸　　　　　　　　　D.乙酰胆碱

E.5-羟色胺

53. 当神经冲动到达运动神经末梢时可引起接头前膜的（   ）。

A.Na^+通道关闭   B.Ca^{2+}通道开放

C.K^+通道开放   D.Cl^-通道开放

E.Cl^-通道关闭

54. 在神经-肌肉接头传递过程中,ACh 与 ACh 门控通道结合使终板膜（   ）。

A.对 Na^+、K^+ 的通透性增加,发生超极化

B.对 Na^+、K^+ 的通透性增加,发生去极化

C.仅 K^+ 通透性增加,发生超极化

D.对 Ca^{2+} 的通透性增加,发生去极化

E.对 Cl^- 的通透性增加,发生超极化

55. 神经-肌肉接头传递的阻断剂是（   ）。

A.阿托品   B.胆碱酯酶   C.美洲箭毒   D.ATP 酶   E.四乙基铵

56. 肌细胞中的三联管指的是（   ）。

A.每个横管及其两侧的肌小节

B.每个横管及其两侧的终末池

C.横管、纵管和肌质网

D.每个纵管及其两侧的横管

E.每个纵管及其两侧的肌小节

57. 骨骼肌细胞中横管的功能是（   ）。

A.钙离子的储存库   B.钙离子进出肌纤维的通道

C.营养物质进出肌细胞的通道   D.将兴奋传向肌细胞深部

E.使钙离子和肌钙蛋白结合

58. 肌肉收缩滑行学说的直接根据是肌肉收缩时（   ）。

A.肌小节长度缩短

B.暗带长度不变,明带和 H 带缩短

C.暗带长度缩短,明带和 H 带不变

D.相邻的 Z 线相互靠近

E.明带和暗带的长度均缩短

59. 在骨骼肌兴奋-收缩耦联中起关键作用的离子是（   ）。

A.Na^+ B.Cl^- C.Ca^{2+} D.K^+ E.Mg^{2+}

60. 肌肉的初长度取决于（   ）。

A.被动张力   B.前负荷

C.后负荷   D.前负荷与后负荷之和

E.前负荷与后负荷之差

61. 肌张力最大的收缩是（　　）。

A.等长收缩 　　　　　　　　　B.等张收缩

C.单收缩 　　　　　　　　　　D.不完全强直收缩

E.完全强直收缩

62. 有机磷中毒时,可使（　　）。

A.ACh 释放增加 　　　　　　　B.ACh 与 ACh 门控通道结合能力增高

C.胆碱酯酶数量减少 　　　　　D.胆碱酯酶活性降低

E.终板膜上 ACh 门控通道功能增强

63. 某肌细胞静息电位为-70 mV,当变为$+20$ mV 时称为（　　）。

A.极化 　　　B.去极化 　　　C.超极化 　　　D.反极化 　　　E.复极化

64. 后一个刺激落在前一次收缩的舒张期内引起的复合收缩称为（　　）。

A.单收缩 　　　　　　　　　　B.不完全强直收缩

C.完全强直收缩 　　　　　　　D.等张收缩

E.等长收缩

65. 短时间的一连串最大刺激作用于肌肉,当相继两次刺激间的时距小于绝对不应期时,后一刺激则出现（　　）。

A.一连串单收缩 　　　　　　　B.一次单收缩

C.无收缩反应 　　　　　　　　D.完全强直收缩

E.不完全强直收缩

66. 在神经-骨骼肌接头部位,囊泡释放 ACh 所引起的膜电位变化是（　　）。

A.突触后电位 　B.接头后电位 　C.局部电位 　　D.终板电位 　　E.微终板电位

67. 有机磷农药中毒出现肌束颤动症状,受到抑制的酶是（　　）。

A.腺苷酸环化酶 　　　　　　　B.胆碱酯酶

C.单胺氧化酶 　　　　　　　　D.ATP 酶

E.氨基肽酶

68. 筒箭毒可被作为肌松剂应用,是由于其能在终板膜部位（　　）。

A.激活胆碱酯酶 　　　　　　　B.与 ACh 竞争结合位点

C.与 ACh 结合成复合物 　　　D.抑制神经末梢 Ca^{2+} 内流

E.减少囊泡释放 ACh

69. 骨骼肌细胞中能与肌浆中的 Ca^{2+} 结合的蛋白质是（　　）。

A.肌凝蛋白 　　B.肌红蛋白 　　C.原肌凝蛋白 　　D.肌纤蛋白 　　E.肌钙蛋白

70. 骨骼肌细胞内贮存 Ca^{2+} 的主要部位在（　　）。

A.纵管 　　　　B.横管 　　　　C.三联管 　　　　D.终末池 　　　　E.肌质网

71. 骨骼肌舒张时（　　）。

A.消耗 ATP   B.不消耗能量

C.释放机械能   D.释放化学势能

E.需 Mg^{2+}

72. 决定肌肉的初长度的因素是（   ）。

A.肌肉的种类   B.肌肉的酶活性

C.前负荷   D.后负荷

E.横桥的数目

73. 在正常人体,参与维持姿势的骨骼肌收缩形式主要是（   ）。

A.完全强直收缩   B.不完全强直收缩

C.复合收缩   D.等张收缩

E.等长收缩

74. 能够反映前负荷对肌肉收缩影响的是（   ）。

A.长度-张力曲线   B.被动张力曲线

C.等长单收缩曲线   D.张力-速度曲线

E.等张单收缩曲线

75. 会降低骨骼肌的收缩力的因素是（   ）。

A.增加后负荷   B.增加前负荷

C.给肾上腺素   D.缺氧

E.给咖啡因

76. 等张收缩的特点是（   ）。

A.不产生位移   B.发生在离体骨骼肌

C.是单收缩   D.可做功

E.可维持姿势

77. 细胞兴奋的标志是（   ）。

A.收缩反应   B.分泌   C.动作电位   D.离子运动   E.静息电位

78. 静息电位的特点是（   ）。

A.细胞内负外正   B.细胞内正外负

C.细胞内外均为正   D.细胞内外均为负

E.以上都不是

79. 细胞膜内电位由 -70 mV 变为 -50 mV 时称（   ）。

A.极化   B.去极化   C.超极化   D.反极化   E.复极化

80. 关于神经细胞动作电位的叙述错误的是（   ）。

A.包括上升和下降   B.上升是内流,下降是外流

C.具有可扩布性   D.随传播距离改变而发生改变

E.不会随距离改变而改变

81. 产生动作电位上升相的离子流是（　　　）。

A.K$^+$外流　　　B.Cl$^-$内流　　　C.Na$^+$内流　　　D.Ca^{2+}内流　　　E.Na$^+$和Cl$^-$

82. 产生动作电位下降相的离子流是（　　　）。

A.K$^+$外流　　　B.Cl$^-$内流　　　C.Na$^+$内流　　　D.Ca^{2+}内流　　　E.Na$^+$和Cl$^-$

83. 在兴奋-收缩耦联中起关键作用的离子是（　　　）。

A.K$^+$　　　　　B.Na$^+$　　　　　C.Ca^{2+}　　　　　D.Cl$^-$　　　　　E.Na$^+$和Cl$^-$

84. 在安静状态下,细胞膜对其通透性最大的离子是（　　　）。

A.K$^+$　　　　　B.Cl$^-$　　　　　C.Na$^+$　　　　　D.Ca^{2+}　　　　　E.Na$^+$和Cl$^-$

85. 某细胞的静息电位是-70 mV,当电位由-70 mV向-90 mV变化时,称为（　　　）。

A.极化　　　　B.去极化　　　　C.反极化　　　　D.复极化　　　　E.超极化

86. 某细胞的静息电位是-70 mV,当电位由-70 mV向-30 mV变化时,称为（　　　）。

A.极化　　　　B.去极化　　　　C.反极化　　　　D.复极化　　　　E.超极化

87. 阈电位时,通透性突然增大的离子是（　　　）。

A.K$^+$　　　　　B.Na$^+$　　　　　C.Ca^{2+}　　　　　D.Cl$^-$　　　　　E.Na$^+$和Cl$^-$

88. 横纹肌神经-肌肉接头处传递兴奋的神经递质是（　　　）。

A.肾上腺素　　　B.多巴胺　　　C.5-羟色胺　　　D.乙酰胆碱

E.去甲肾上腺素

89. 骨骼肌收缩和舒张的基本单位是（　　　）。

A.肌纤维　　　B.肌原纤维　　　C.肌丝　　　D.肌节　　　E.横桥

90. 在横纹肌,引起肌丝滑行的始动步骤是（　　　）。

A.肌浆中 Ca^{2+} 与肌钙蛋白结合

B.横桥 ATP 酶活性增高,使 ATP 分解

C.肌凝蛋白与肌动蛋白结合

D.横桥与肌动蛋白结合

E.钙泵活动增强

91. 在生理情况下,机体的骨骼肌收缩形式主要是（　　　）。

A.等张收缩　　　B.等长收缩　　　C.单收缩　　　D.完全强直收缩

E.不完全强直收缩

92. 骨骼肌是否发生强直收缩主要取决于（　　　）。

A.刺激强度　　　B.刺激时间　　　C.刺激频率　　　D.刺激电流

E.刺激强度/时间变化率

93. 肌肉收缩时张力保持不变而只发生肌肉缩短,称作（　　　）。

A.等长收缩　　　B.等张收缩　　　C.单收缩　　　D.不完全强直收缩

E.完全强直收缩

94. 关于终板电位的特点,错误的是(　　)。

A.只有去极化,不出现反极化

B.终板电位大小与 ACh 释放量有关

C.存在时间性、空间性总和作用

D.由 K^+ 内流所致

E.终板电位没有不应期

95. 骨骼肌神经-肌肉接头处兴奋传递的特点不包括(　　)。

A.单方向传递

B.易受药物及环境因素影响

C.有时间延搁

D.非一对一传递

E.由 ACh 介导

96. 能回收骨骼肌细胞质中 Ca^{2+} 的钙泵主要分布在(　　)。

A.肌膜　　　　　B.肌细胞核膜　　C.横管膜　　　　D.终池膜　　　　E.纵行肌质网膜

97. 骨骼肌神经-肌肉接头兴奋传递的阻断剂是(　　)。

A.阿托品　　　　B.筒箭毒碱　　　C.四乙基铵　　　D.六烃季胺　　　E.酚妥拉明

98. 骨骼肌细胞在静息时,阻碍肌球蛋白横桥与肌动蛋白结合的物质是(　　)。

A.肌球蛋白　　B.肌动蛋白　　C.肌钙蛋白　　D.收缩蛋白　　E.原肌球蛋白

99. 在骨骼肌发生强直收缩时,肌细胞的动作电位(　　)。

A.幅度减小　　B.幅度增大　　C.相互融合　　D.不发生融合

E.幅度增大但不融合

100. 在骨骼肌收缩的张力-速度关系曲线检测实验中,前负荷(　　)。

A.应为 0　　　　　　　　　　B.为最大值

C.为某一数值不变　　　　　　D.等于后负荷值

E.小于后负荷值

101. 在蛙坐骨神经-腓肠肌标本的刺激神经观察肌肉收缩实验中,若给予连续刺激,则肌肉收缩容易出现疲劳,其原因是(　　)。

A.神经传导动作电位的幅度越来越小

B.神经传导动作电位的频率越来越低

C.神经-肌肉接头处兴奋传递的能力越来越弱

D.肌纤维疲劳,产生动作电位的能力越来越弱

E.肌细胞三联管结构的兴奋-收缩耦联能力越来越弱

102. 在终板区邻近部位可以记录到微小终板电位(miniature end-plate potential,

MEPP)的原因是( )。

A.运动神经末梢释放 1 分子 ACh 所引起的终板膜电活动

B.运动神经末梢一个动作电位引起 ACh 释放所引起的终板膜电活动

C.运动神经末梢没有释放 ACh 时终板膜多个离子通道随机开放所致

D.肌细胞自发的生物电活动

E.运动神经末梢自发释放 1 个囊泡的 ACh 所引起的终板膜电活动

103. 有机磷农药中毒时,可使( )。

A.ACh 释放量增加

B.ACh 释放量减少

C.胆碱酯酶活性升高

D.胆碱酯酶活性降低

E.ACh 释放量减少且胆碱酯酶活性降低

104. 重症肌无力的常见原因是( )。

A.大脑运动皮质受损

B.小脑受损

C.脊髓运动神经元受损

D.N_2 型 ACh 受体阳离子通道受损

E.ACh 释放量减少

105. 在骨骼肌细胞进行终板电位(EPP)的细胞内记录时,一般都伴有动作电位,原因是( )。

A.骨骼肌细胞的兴奋性过低

B.运动神经兴奋性过低

C.N_2 型 ACh 受体阳离子通道下调

D.乙酰胆碱酯酶过多

E.神经-肌肉接头的兴奋传递是 1∶1 传递

106. ACh 受体阳离子通道激活后可允许 Na^+、K^+ 和 Ca^{2+} 跨膜移动,但终板电位是去极化电位,原因在于( )。

A.在静息状态下,Na^+ 内向驱动力等于 K^+ 外向驱动力

B.在静息状态下,Ca^{2+} 内向驱动力大于 K^+ 外向驱动力

C.Ca^{2+} 内流为主

D.Na^+ 内流为主

E.K^+ 内流为主

二、B 型选择题

A.肌凝蛋白

B.肌动蛋白

C.肌凝蛋白和肌动蛋白

D.肌钙蛋白

E.肌钙蛋白和原肌凝蛋白

1. 收缩蛋白是指(　　　)。

2. 骨骼肌细胞中作为 Ca^{2+} 受体的是(　　　)。

3. 调节蛋白是指(　　　)。

4. 肌丝滑行时,横桥必须与之结合的蛋白是(　　　)。

5. 横桥是哪种蛋白的一部分(　　　)。

6. 具有 ATP 酶活性的是(　　　)。

三、多项选择题

1. K^+ 跨细胞膜转运的方式有(　　　)。

A.单纯扩散　　　B.易化扩散　　　C.主动转运　　　D.入胞　　　E.出胞

2. 易化扩散的特点包括(　　　)。

A.特异性　　　　　　B.逆浓度差进行

C.饱和性　　　　　　D.竞争性抑制

E.消耗能量

参考答案

一、单项选择题

1. A	2. A	3. D	4. B	5. B	6. D	7. E	8. E	9. A	10. E
11. C	12. D	13. C	14. E	15. E	16. E	17. D	18. B	19. A	20. B
21. B	22. A	23. B	24. E	25. B	26. E	27. B	28. B	29. D	30. E
31. C	32. E	33. A	34. B	35. D	36. E	37. D	38. C	39. A	40. C
41. B	42. A	43. C	44. D	45. B	46. B	47. A	48. B	49. D	50. C
51. C	52. D	53. B	54. B	55. B	56. B	57. D	58. A	59. C	60. B
61. A	62. D	63. B	64. B	65. C	66. C	67. B	68. D	69. E	70. D
71. B	72. B	73. E	74. A	75. A	76. D	77. C	78. A	79. B	80. D
81. C	82. A	83. C	84. A	85. E	86. B	87. B	88. B	89. D	90. A
91. D	92. C	93. B	94. D	95. D	96. E	97. B	98. E	99. D	100. C

101. C　102. E　103. D　104. D　105. E　106. D

二、B 型选择题

1. C　　2. D　　3. E　　4. B　　5. A　　6. A

三、多项选择题

1. BC　　2. ACD

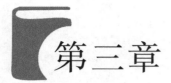

第三章

血　液

第一节　血液的理化性质

基础知识归纳总结

血液

- 组成:血浆(50%～60%)＋血细胞(40%～50%)
- 质量:占体重的 7%～8%(70～80 mL/kg 或 4200～4800 mL/60 kg)
- 失血对机体的影响:一次失血不超过全血的 10%(420～480 mL)无影响,达 20%有严重影响
- 功能
  - 运输
  - 缓冲($NaHCO_3/H_2CO_3$)
  - 免疫和防御
- 密度:$1.025～1.030 \ g/cm^3$
- 渗透压
  - 晶体:维持细胞内外水平衡(不能通过细胞膜)
  - 胶体:保持血管内外水平衡(不能通过血管)
- pH 值:7.35～7.45

第二节　血小板生理和生理性止血

基础知识归纳总结

一、血小板生理

(1)血小板的数量:血小板是从骨髓中成熟巨核细胞脱落下来的小块胞质。正常成人血小板数量为$(100\sim300)\times10^9/L$,低于$50\times10^9/L$时易发生出血现象。

(2)血小板的功能:血小板的主要生理功能是参与生理性止血过程以及维持血管壁内皮细胞的完整性。

(3)血小板的生理特性:①黏附;②释放;③聚集;④收缩;⑤吸附。

二、生理性止血

(一)生理性止血的基本过程

生理性止血的过程主要包括血管收缩、血小板血栓形成和血液凝固3个步骤。受损血管局部和附近的小血管收缩,使局部血流减少;局部血小板止血栓形成,两者共同发挥初步止血作用,称为一期止血。局部迅速发生血液凝固,使血浆中纤维蛋白原转变成纤维蛋白,其交织成网以加固止血栓,称为二期止血。

(二)血液凝固

凝血的过程大体分为三个步骤。

第一步:凝血因子Ⅹ(FⅩ)激活成FⅩa,生成凝血酶原复合物。

第二步:凝血酶原被激活成凝血酶。

第三步:纤维蛋白原在凝血酶作用下转变为纤维蛋白。

$$
\text{抗凝与纤溶}
\begin{cases}
\text{丝氨酸蛋白酶抑制物:抗凝血酶Ⅲ(慢而弱)} \\
\text{蛋白质 C 系统:PC,凝血酶调节蛋白(TM)} \\
\text{组织因子途径抑制物(TFPI):主要的抑制物(来自内皮细胞)} \\
\text{肝素}
\begin{cases}
\text{来源:肥大细胞和嗜碱性粒细胞} \\
\text{作用}
\begin{cases}
\text{抗凝血酶Ⅲ} \\
\text{刺激 TFPI 释放} \\
\text{增强纤维蛋白溶解}
\end{cases}
\end{cases} \\
\text{活性最强的蛋白酶:纤溶酶}
\end{cases}
$$

$$
\text{血小板止血功能}
\begin{cases}
\text{黏附:vWF 因子是血小板黏附于胶原纤维上的桥梁} \\
\text{聚集因子}
\begin{cases}
\text{ADP(最强的聚集因子)} \\
\text{TXA}_2\text{(血栓素 A}_2\text{)} \\
\text{胶原} \\
\text{凝血酶}
\end{cases} \\
\text{止血过程}
\begin{cases}
\text{第一期:松软的血小板栓子} \\
\text{第二期:牢固的血小板栓子(启动外源内源凝血系统)}
\end{cases}
\end{cases}
$$

知识拓展

干细胞

干细胞(stem cell)是一类具有自我更新能力和多向分化潜能的原始未分化细胞。根据所处发育阶段,干细胞分为胚胎干细胞和成体干细胞。根据分化能力,干细胞可分为全能干细胞、多能干细胞和单能干细胞。

1957 年,爱德华·唐纳尔·托马斯首次进行人类骨髓移植手术;2012 年,山中伸弥利用外源导入基因等方式制备诱导多能干细胞,两位科学家均获得诺贝尔生理学或医学奖。

干细胞具有再生成各种组织、器官的潜能,其临床应用广泛。造血干细胞移植可用于白血病和各种恶性肿瘤放化疗后的治疗;神经干细胞移植有望治愈帕金森病、阿尔茨海默病、脑瘫和孤独症;自体干细胞可避免异体移植的免疫排斥反应;干细胞还可应用于治疗免疫性疾病,包括哮喘、肾病、类风湿性关节炎等。

第三节　血型与输血原则

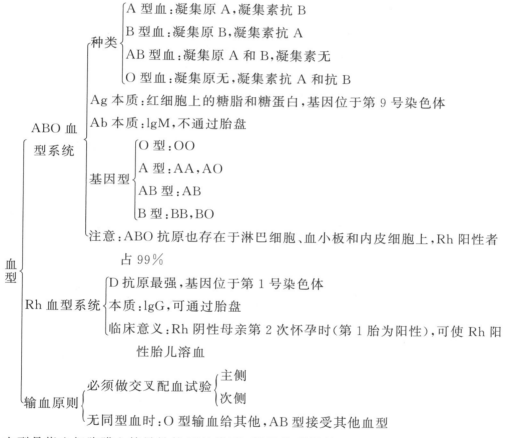

血型是指血细胞膜上特异性抗原的类型,但通常所说的血型主要是指红细胞血型。当红细胞膜上的抗原(凝集原)与血清中对应的特异性抗体(凝集素)相遇时就会发生抗原-抗体的免疫反应,出现红细胞凝集现象,最终导致溶血。

（1）ABO 血型系统:根据红细胞膜上特异性抗原的有无及种类,ABO 血型可分为 A 型、B 型、AB 型和 O 型。

（2）Rh 血型系统:分类复杂,为便于应用,依据是否含有 D 抗原而分为 Rh 阳性和 Rh

阴性。Rh 阳性者红细胞膜上含有 D 抗原,Rh 阴性者则无 D 抗原。原因是 D 抗原的抗原性最强,临床意义重大。Rh 抗原只存在于红细胞上,出生时已发育成熟。

Rh 血型无天然抗体,故 Rh 阴性的人在接受 Rh 阳性血的 D 抗原刺激后才可产生免疫性抗 D 抗体,为分子量较小的 IgG,能透过胎盘。Rh 阴性的人在第二次输 Rh 阳性的血液后可发生溶血;或二次妊娠 Rh 阳性胎儿后因母子血型不合而发生新生儿溶血症。

（3）输血原则:准备输血前必须鉴定血型,保证供血者与受血者的 ABO 血型相合。输血需坚持同型输血,即使在 ABO 系统血型相同的人之间输血,也必须进行交叉配血试验。把供血者的红细胞与受血者血清进行配合试验,称交叉配血主侧;再将受血者的红细胞与供血者的血清进行配合试验,称交叉配血次侧。主侧、次侧都不发生凝集,则配血相合,可以输血;主侧发生凝集,则配血不合,禁止输血;主侧不发生凝集而次侧发生凝集,在紧急情况下可少量、缓慢地输血,即异型输血。异型输血过程中应密切观察受血者的情况,若发生输血反应,必须立即停止输注。

知识拓展

人类血型的发现

血型（blood group）是由血细胞上存在的特异抗原的类型决定。不同血细胞有不同的血型,如红细胞血型、白细胞血型、血小板血型。1667 年,法国人丹尼斯（Denis）和埃梅尔茨（Emmerez）第一次将 250 mL 羊羔血输给人。1818 年布伦德尔（Blundell）第一次完成了人与人之间的输血试验。1900 年,奥地利人兰德斯泰纳（Landsteiner）发现根据红细胞表面的抗原可将血液分为 A、B、C 型,相应抗原可以与血清中相应抗体发生凝集反应,因此获得了 1930 年诺贝尔生理学或医学奖。第一次世界大战期间,奥滕贝斯（Ottenbers）第一次在输血前进行配血实验。20 世纪 50 年代,美国人乔治·戴维斯·斯纳尔（George Davis Snell）发现了组织相容性,法国人让·多塞（Jean Dausset）发现了主要组织相容性复合体,即人类白细胞抗原（human leukocyte antigen,HLA）,美国人贝纳塞拉夫（Benacerraf）证明了 HLA 系统在免疫中的作用,他们三人因此获得了 1980 年诺贝尔生理学或医学奖。

习 题

一、单项选择题

1. 形成血浆胶体渗透压的物质主要是(　　)。

A.NaCl　　　　B.葡萄糖　　　　C.白蛋白　　　　D.球蛋白　　　　E.血红蛋白

2. 形成血浆晶体渗透压的物质主要是(　　)。

A.Na^+ 和 Cl^+　　B.葡萄糖　　　　C.清蛋白　　　　D.球蛋白　　　　E.血红蛋白

3. 再生障碍性贫血是由于(　　)。

A.缺乏 Fe^{2+}　　B.缺乏叶酸　　　C.缺乏内因子　　D.骨髓破坏　　　E.严重肾疾病

4. 巨幼细胞贫血是由于人体内缺乏(　　)。

A.铁　　　　　　　　　　　　B.铁和蛋白质

C.维生素 B_{12} 和叶酸　　　　　D.促红细胞生成素

E.维生素 B_6

5. 某患者未受明显创伤,皮肤却经常出现大片青紫色瘀斑,可能是(　　)。

A.红细胞减少　　　　　　　B.中性粒细胞减少

C.淋巴细胞减少　　　　　　D.血小板减少

E.凝血因子减少

6. 等渗溶液是指渗透压(　　)。

A.大于血浆　　　　　　　　B.小于血浆

C.相近或等于血浆渗透压　　D.10％葡萄糖溶液

E.0.35％ NaCl 溶液

7. 红细胞放在以下哪种液体中会破裂溶血(　　)。

A.5％葡萄糖溶液　　　　　　B.10％葡萄糖溶液

C.0.9％ NaCl 溶液　　　　　　D.0.35％ NaCl 溶液

E.以上都不会

8. 促红细胞生成素主要由人体的哪个器官产生(　　)。

A.肝脏　　　　B.肺脏　　　　C.肾脏　　　　D.心脏　　　　E.肌肉

9. 血清与血浆的主要区别是前者不含(　　)。

A.白蛋白　　　B.纤维蛋白原　　C.球蛋白　　　D.纤溶酶原　　　E.血浆蛋白

10. 感染急性化脓菌时,显著增多的是(　　)。

A.红细胞　　　　　　　　　　B.血小板

C.嗜酸性粒细胞　　　　　　　D.单核细胞

E.中性粒细胞

11. 血量是人体内血液的总量,相当于每千克体重(　　　)。

A.70～80 mL　　　　　　　　B.80～90 mL

C.50～60 mL　　　　　　　　D.40～50 mL

E.60～70 mL

12. 大量失血是指失血量占总量的(　　　)。

A.5%　　　　B.10%　　　　C.15%　　　　D.20%　　　　E.30%

13. 下列关于血浆的叙述正确的是(　　　)。

A.血浆中没有代谢产物

B.血浆本身不具有凝固功能

C.向血浆中加入柠檬酸钠后血浆不会再凝固

D.血浆是从凝固的血液中分离出来的

E.血浆中各种电解质的浓度与细胞内液相同

14. 血沉加快主要是由于(　　　)。

A.血细胞比容增大　　　　　　B.血小板数量增多

C.血浆白蛋白增多　　　　　　D.血糖浓度增高

E.血浆球蛋白增多

15. 某人的红细胞与 A 型血的血清发生凝集,此人血型是(　　　)。

A.A 型　　　　B.B 型　　　　C.O 型　　　　D.Rh 型

16. 唯一不存在于血液中的凝血因子是(　　　)。

A.因子Ⅰ　　　B.因子Ⅲ　　　C.因子Ⅶ　　　D.因子Ⅻ　　　E.因子Ⅱ

17. 异型输血一般一次不超过(　　　)。

A.100 mL　　　B.200 mL　　　C.300 mL　　　D.500 mL　　　E.1000 mL

18. A 型血红细胞膜上含有的凝集原是(　　　)。

A.A 凝集原　　　　　　　　　B.B 凝集原

C.D 抗原　　　　　　　　　　D.A 凝集原和 B 凝集原

E.无 A 凝集原和 B 凝集原

19. 血液的比重主要由什么决定(　　　)。

A.白细胞　　　B.血细胞　　　C.血小板　　　D.红细胞　　　E.血浆

20.B 型血红细胞膜上含有的凝集原是(　　　)。

A.A 凝集原　　　　　　　　　B.B 凝集原

C.D 抗原　　　　　　　　　　D.A 凝集原和 B 凝集原

E.无 A 凝集原和 B 凝集原

21. AB 型血红细胞膜上含有的凝集原是（   ）。

A.A 凝集原　　　　　　　　B.B 凝集原

C.D 抗原　　　　　　　　　D.A 凝集原和 B 凝集原

E.无 A 凝集原和 B 凝集原

22. O 型血红细胞膜上含有的凝集原是（   ）。

A.A 凝集原　　　　　　　　B.B 凝集原

C.D 抗原　　　　　　　　　D.A 凝集原和 B 凝集原

E.无 A 凝集原和 B 凝集原

23. 能与 B 凝集原结合使红细胞凝集的是（   ）。

A.A 凝集原　　　　　　　　B.B 凝集原

C.A 凝集素　　　　　　　　D.A 凝集原和 B 凝集原

E.B 凝集素

24. 能与 A 凝集原结合使红细胞凝集的是（   ）。

A.A 凝集原　　　　　　　　B.B 凝集原

C.A 凝集素　　　　　　　　D.A 凝集原和 B 凝集原

E.B 凝集素

25. 内源性凝血的启动凝血因子是（   ）。

A.因子Ⅰ　　　B.因子Ⅲ　　　C.因子Ⅶ　　　D.因子Ⅻ　　　E.因子Ⅱ

26. 外源性凝血的启动凝血因子是（   ）。

A.因子Ⅰ　　　B.因子Ⅲ　　　C.因子Ⅶ　　　D.因子Ⅻ　　　E.因子Ⅱ

27. 血浆胶体渗透压的生理作用是（   ）。

A.影响毛细血管内外水的交换

B.影响细胞内外水的交换

C.维持细胞正常体积

D.维持细胞正常形态

E.决定血浆总渗透压

28. 全血的比重主要决定于（   ）。

A.血浆蛋白含量　　　　　　B.渗透压的高低

C.红细胞数量　　　　　　　D.白细胞数量

E.NaCl 的浓度

29. 全血的黏滞性主要取决于（   ）。

A.血浆蛋白含量　　　　　　B.红细胞数量

C.白细胞数量　　　　　　　D.红细胞的叠连

E.NaCl 的浓度

30. 组织液与血浆成分的主要区别是组织液内（　　　）。

A.不含血细胞 　　　　　　　　B.蛋白含量低

C.Na^+含量高 　　　　　　　　D.K^+含量高

E.Cl^-含量高

31. 血清与血浆的主要区别在于血清中缺乏（　　　）。

A.纤维蛋白 　　　　　　　　　B.纤维蛋白原

C.凝血因子 　　　　　　　　　D.血小板

E.Ca^{2+}

32. 血细胞比容主要指的是（　　　）。

A.红细胞与血浆容积之比

B.红细胞与白细胞容积之比

C.红细胞在血液中所占的重量百分比

D.红细胞的容积

E.红细胞在血液中所占的容积百分比

33. 红细胞所需的能量主要来自（　　　）。

A.葡萄糖的有氧氧化 　　　　　B.糖原异生

C.糖原分解 　　　　　　　　　D.糖酵解

E.脂肪酸氧化

34. 不引起红细胞沉降率加速的因素是（　　　）。

A.红细胞叠连增多 　　　　　　B.血浆胆固醇含量增多

C.血浆白蛋白含量增多 　　　　D.血浆球蛋白含量增多

E.血浆纤维蛋白含量增多

35. 红细胞渗透脆性指的是（　　　）。

A.红细胞对高渗盐溶液的抵抗力

B.红细胞在低渗盐溶液中膨胀破裂的特性

C.红细胞在生理盐溶液中破裂的特性

D.红细胞耐受机械撞击的能力

E.红细胞相互撞击破裂的特性

36. 骨髓中自我复制能力最强的细胞是（　　　）。

A.造血干细胞 　　　　　　　　B.定向祖细胞

C.前体细胞 　　　　　　　　　D.网织红细胞

E.淋巴细胞

37. 调节红细胞生成的主要体液因素是（　　　）。

A.雄激素 　　　　　　　　　　B.雌激素

C.甲状腺激素　　　　　　　　D.促红细胞生成素

E.生长激素

38. 下列关于生理止血的错误描述是（　　）。

A.包括局部血管收缩、血小板血栓形成和血凝块

B.血小板与凝血块的形成有关

C.局部缩血管反应持续时间较短

D.肝功能受损时凝血时间延长

E.血小板减少时,凝血时间明显延长

39. 血小板减少导致皮肤自发性出血斑点的主要原因是（　　）。

A.血小板不能聚集成团

B.血小板不能释放足够的血管活性物质

C.不能修复和保持血管内皮细胞完整性

D.血凝块回缩障碍

E.血小板黏附减少

40. 可抑制血小板聚集的物质是（　　）。

A.ADP　　　　　B.TXA_2　　　　　C.PGI_2　　　　　D.胶原　　　　　E.凝血酶

41. 血管损伤后止血栓能正确定位于损伤部位有赖于血小板的（　　）。

A.黏附特性　　　B.聚集特性　　　C.收缩特性　　　D.吸附特性　　　E.释放特性

42. 血凝块形成后回缩的原因是（　　）。

A.纤维蛋白收缩　　　　　　　　B.红细胞叠连

C.白细胞变形　　　　　　　　　D.血小板收缩

E.红细胞破裂

43. 血液凝固发生的原因是（　　）。

A.纤维蛋白溶解　　　　　　　B.纤维蛋白的激活

C.纤维蛋白原变为纤维蛋白　　D.血小板聚集与红细胞叠连

E.纤维蛋白单体(fibrin monomer,FM)的激活

44. 血液凝固的内源性与外源性激活途径的主要差别是（　　）。

A.F Ⅹ的激活物的形成过程　　B.凝血酶激活过程

C.纤维蛋白形成过程　　　　　D.是否需要维生素 K 的参与

E.有无 Ca^{2+} 的参与

45. 内源性凝血途径的始动因子是（　　）。

A.F Ⅻ　　　　　B.F Ⅺ　　　　　C.F Ⅹ　　　　　D.F Ⅱ　　　　　E.F Ⅰ

46. 凝血因子 vWF 的作用是（　　）。

A.激活 F Ⅸ　　　　　　　　　B.使 F Ⅹa 对 F Ⅱ的激活加快

C.使 FⅨa 对 FⅩ 的激活加快　　D.使 FⅡa 对 FⅠ 的激活加快

E.使 FⅨ 活化成 FⅨa 的速度加快

47. 肝素抗凝的主要机制是（　　）。

A.抑制凝血酶原的激活　　　　B.抑制 FⅩ 的激活

C.促进纤维蛋白吸附凝血酶　　D.增强抗凝血酶的活性

E.抑制血小板聚集

48. 凝血酶的主要作用是（　　）。

A.加速 FⅦ 复合物的形成　　　　　　B.加速凝血酶原复合物的形成

C.使纤维蛋白原转变为纤维蛋白　　D.激活 FⅪ

E.促进血小板聚集

49. 抗凝血酶的主要作用是（　　　）。

A.抑制凝血酶原形成　　　　B.促使纤维蛋白分解

C.抑制凝血酶原激活物　　　D.与凝血酶结合,使之失活

E.与肝素等结合,使之失去活性

50. 下列关于纤溶酶的描述,正确的是（　　）。

A.纤溶酶具有很高的特异性,降解纤维蛋白和纤维蛋白原

B.纤溶酶属于丝氨酸蛋白酶

C.纤溶酶最敏感的底物是血浆中的各种凝血因子

D.纤溶酶原激活抑制剂可抑制纤溶酶

E.纤溶酶由肝脏直接合成

51. 下列哪项措施没有延缓血凝的作用（　　）。

A.加肝素　　　　　　B.适当降温

C.提供光滑面　　　　D.去除血浆中的 Ca^{2+}

E.注射维生素 K

52. 通常所说的血型指的是（　　）。

A.红细胞上受体的类型

B.红细胞表面特异性抗体的类型

C.红细胞表面特异性抗原的类型

D.血浆中特异性抗体的类型

E.血浆中特异性抗原的类型

53. O 型血的红细胞膜上的抗原是（　　）。

A.A 抗原　　　　B.B 抗原　　　　C.O 抗原　　　　D.H 抗原　　　　E.C 抗原

54.“Rh 阳性”是指红细胞膜上有（　　）。

A.C 抗原　　　　B.A 抗原　　　　C.D 抗原　　　　D.E 抗原　　　　E.B 抗原

55. 下列关于输血的叙述,错误的是(　　)。

A.再次输入同一相同血型个体的血液无须进行交叉配血

B.必要时 O 型血可输给其他血型的受血者

C.必要时 AB 型血的人可接受其他血型受血者的血液

D.Rh 阴性的受血者第一次输血时不可接受 Rh 阳性的血液

E.Rh 阳性的受血者第一次输血时可接受 Rh 阴性的血液

56. 男,25 岁,因交通事故导致失血性休克入院。检验人员紧急为其行输血前交叉配血,检查结果为:其红细胞与 B 型血的血清发生凝集,而其血清与 B 型血的红细胞不发生凝集,分析此人的血型为(　　)。

A.A 型　　　　B.B 型　　　　C.O 型　　　　D.AB 型　　　　E.Rh 阳性

57. 在某凝血功能障碍患者血浆中加入足量组织因子和 Ca^{2+} 后血浆凝固时间仍明显较正常人延长,该患者可能缺乏的物质是(　　)。

A.Ca^{2+}　　　　B.FⅪ　　　　C.FⅦ　　　　D.血小板　　　　E.FⅤ

58. 外科手术中,医生用温热盐水纱布按压创口,从而减少了创口的渗透血,其机制是(　　)。

A.抑制纤溶酶　　　　　　　B.减少游离的 Ca^{2+}

C.使血管反射性收缩　　　　D.激活凝血因子加速血凝

E.增加血小板聚集

59. 患儿,男,第二胎,生后 2 小时发现颜面部皮肤黄染,并加重蔓延至躯干、四肢,10 小时后收治住院。查红蛋白低于正常,血胆红素显著增高,血型为 A 型,Rh 血型(＋)。其母亲血型 A 型,Rh 血型(－)。入院后该患儿血红蛋白进行性降低,而血胆红素进行性增高,诊断为新生儿溶血病。医院计划进行换血治疗。最好选择下列哪种血液进行换血治疗,以替换出患儿体内的抗 Rh 抗体(　　)。

A.A 型,Rh 血型(＋)　　　　B.A 型,Rh 血型(－)

C.O 型,Rh 血型(＋)　　　　D.O 型,Rh 血型(－)

E.AB 型,Rh 血型(＋)

60. 患者,男,62 岁,因"突发胸痛 3 小时"至县人民医院就诊。急诊心电图检查显示:胸导联 V1～V5 呈现典型 Q 波,ST 段抬高呈弓背向上型。考虑为冠状动脉血栓形成引起急性广泛前壁心肌梗死。下列哪项是最有效的急诊治疗(　　)。

A.阿司匹林　　　　　　　B.维生素 K 拮抗剂华法林

C.tPA(组织型纤溶酶原激活物)D.α2-AP(α2-抗纤溶酶)

E.肝素

61. 患者,32 岁,女,因月经量多,周期缩短半年,近日开始出现头晕、呼吸急促、心跳加速、乏力、易疲劳、食欲减退等症状,实验室检查镜下红细胞呈现明显的低色素表现,该患者实验室检查可能出现的结果是（　　　）。

　　A.白细胞数明显减少　　　　　B.血红蛋白含量明显下降

　　C.红细胞体积代偿性增大　　　D.叶酸缺乏

　　E.维生素 B_{12} 缺乏

62. 某患者血沉增快，若将该患者的红细胞置于正常人血浆中，其红细胞沉降的速度将（　　　）。

　　A.增快　　　　B.下降　　　　C.正常　　　　D.无变化　　　　E.无法判断

63. 某患者在胃大部分切除后出现巨幼细胞贫血，是因为机体对哪项物质吸收障碍（　　　）。

　　A.蛋白质　　　B.叶酸　　　C.维生素 B_{12}　　　D.脂肪　　　E.铁

64. Rh 阴性母亲，其胎儿若为第二胎，Rh 阳性，则胎儿生后易患的疾病是（　　　）。

　　A.血友病　　　　　　　　　B.白血病

　　C.红细胞增多症　　　　　　D.新生儿溶血病

　　E.巨幼红细胞性贫血

二、B 型选择题

　　A.6％～8％

　　B.20％～30％

　　C.40％～50％

　　D.60％

　　E.70％～80％

　　1. 体液占成人体重的（　　　）。

　　2.血液占成人体重的（　　　）。

　　3. 血细胞比容在正常成人约为（　　　）。

　　A.葡萄糖

　　B.Na^+

　　C.K^+

　　D.球蛋白

　　E.白蛋白

　　4. 构成血浆胶体渗透压的主要成分是（　　　）。

　　5. 构成血浆晶体渗透压的主要成分是（　　　）。

A.红细胞数量

B.血浆总蛋白含量

C.血浆球蛋白含量

D.血浆白蛋白含量

E.血浆 NaCl 含量

6. 血液的黏度主要决定于（　　）。

7. 血浆胶体渗透压主要决定于（　　）。

A.中性粒细胞

B.嗜碱性粒细胞

C.嗜酸性粒细胞

D.淋巴细胞

E.血小板

8. 可吞噬化脓性细菌的血细胞是（　　）。

三、多项选择题

1. 血浆无机盐的生理作用包括（　　）。

A.形成血浆晶体渗透压　　　　B.形成血浆胶体渗透压

C.维持酸碱平衡　　　　　　　D.产生生物电

E.参与血液凝固

2. 关于红细胞的正确说法有（　　）。

A.红细胞是血液中数量最多的血细胞

B.正常成年男性的红细胞数高于女性

C.主要功能是吞噬、杀菌、参与免疫反应

D.红细胞破裂，血红蛋白可逸出

3. 凝血酶原激活物的组成包括（　　）。

A.血小板因子Ⅲ（PF$_3$）　　　　B.Ca^{2+}

C.凝血因子Ⅲ　　　　　　　D.凝血因子Ⅹa

E.凝血因子Ⅴ

4. 血液凝固的基本过程包括（　　）。

A.凝血酶原激活物的形成　　　B.凝血酶的形成

C.纤维蛋白溶解　　　　　　　D.纤维蛋白的形成

E.抗凝系统

F.血液中红细胞数或血红蛋白含量低于正常,称为贫血

参考答案

一、单项选择题

1. C   2. A   3. D   4. C   5. D   6. C   7. D   8. C   9. B   10. E

11. A   12. E   13. C   14. A   15. A   16. B   17. C   18. A   19. B   20. B

21. D   22. E   23. E   24. C   25. D   26. B   27. A   28. C   29. B   30. B

31. B   32. E   33. D   34. C   35. B   36. A   37. D   38. E   39. C   40. C

41. A   42. D   43. C   44. A   45. A   46. C   47. D   48. C   49. D   50. B

51. E   52. C   53. D   54. C   55. A   56. D   57. E   58. D   59. B   60. C

61. B   62. C   63. C   64. D

二、B 型选择题

1. D   2. A   3. C   4. E   5. B   6. A   7. D   8. A

三、多项选择题

1. ACDE   2. ABD   3. ABED   4. ABD

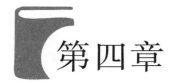

第四章

血液循环

第一节 心脏的生物电活动

基础知识归纳总结

一、心肌细胞的跨膜电位及其形成机制

（一）工作细胞跨膜电位及其形成机制

（1）静息电位：心肌工作细胞（心房、心室肌细胞）的静息电位稳定，为$-80 \sim -90$ mV。静息时细胞膜对 K^+ 具有选择性通透和 K^+ 离子跨膜浓度差的存在，K^+ 顺浓度梯度由膜内向外扩散所达到的 K^+ 平衡电位，即静息电位。心肌细胞膜上的内向整流钾通道引起的 K^+ 平衡电位是构成工作细胞静息电位的主要成分。

（2）心室肌细胞动作电位：心室肌细胞动作电位由去极化和复极化两个过程 5 个时期组成，即 0 期（快速去极期）、1 期（快速复机初期）、2 期（平台期）、3 期（快速复极末期）和 4 期（完全复极期或静息期）。

0 期：0 期去极化主要由 Na^+ 内向电流（If）引起。当心室肌细胞受到适当刺激而膜电位去极化达到阈电位水平（-70 mV）时，膜中的钠通道开放，于是 Na^+ 顺其浓度梯度和电位梯度快速进入细胞，使膜进一步去极化，膜内电位由静息时的 -90 mV 上升到 $+30$ mV 左右，形成了动作电位的升支，通常称为 0 期。决定 0 期去极化的 Na^+ 信道是一种快信道,其激活开放的速度和失活关闭的速度都很快,因此,心室肌细胞动作电位 0 期呈现持续时间短、去极化幅度大、速度快的特点。T 型钙电流是 0 期去极化中的另一个内向离子流,参与 0 期末段的形成。由于该离子流较弱,因此在促进心室肌 0 期去极过程中的作用不大。0 期历时 1～2 ms,最大去极化速率为 200～400 V/s。

1 期:动作电位达到峰值后,膜电位由＋30 mV 迅速下降到 0 mV 左右,形成动作电位的快速复极初期,即 1 期。此期占时约 10 ms。由于 0 期和 1 期末电位变化迅速,在记录动作电位图形上呈尖锋状,因此常将这两部分合称为锋电位。瞬时外向电流(Ito)是引起心室肌细胞 1 期快速复极的主要跨膜电流。

2 期:当 1 期复极到接近零电位上下时,便进入动作电位的复极 2 期。在 2 期内,复极化速度极其缓慢,膜电位几乎停滞于同一水平而形成平台,故又称平台期(plateau)。平台期形成的原因是该期间外向电流(K^+外流)和内向电流(主要是 Ca^{2+} 内流)同时存在,平台期在心室肌细胞占时 100～150 ms。平台期的存在是快反应心肌细胞动作电位时程较长的主要原因,也是区别于神经、骨骼肌动作电位的主要特征。

3 期:2 期结束后,复极过程加快而进入快速复极末期,直至膜电位恢复到静息电位水平。该期形成的主要原因是 L 型 Ca^{2+} 通道失活关闭,内向离子流终止,而外向 K^+ 流(主要是 Iki)进一步加强。3 期持续 100～150 ms,是复极化的主要部分。

4 期:4 期是动作电位复极完毕即膜电位恢复后的时期,又称静息期。心室肌细胞动作电位 4 期膜电位水平基本上稳定于静息水平(－90 mV),此时,细胞排出 Na^+ 和 Ca^{2+},并摄入 K^+,以恢复细胞内外各种离子的正常浓度梯度,保持心肌细胞的正常兴奋性。

在一次动作电位过程中有着被动的离子转移和主动的离子转移两个过程。在被动离子转移过程中,生物膜通透性的改变,即离子通道的开放和关闭起着关键性作用,由此产生各种离子电流而引起膜电位的变化,即产生动作电位。主动离子转移则能保持各种离子在细胞膜两侧的不对等分布,即保持膜的正常兴奋性,以确保动作电位得以持续不断地进行下去。

(3)心房肌细胞动作电位:心房肌也属于快反应细胞。由于心房肌细胞膜上 Iki 信道密度稍低于心室肌,静息电位受 Na^+ 内漏的影响较大,因此,其细胞内负电位较心室肌低,其静息电位约－80 mV。心房肌细胞的动作电位在形态上与心室肌细胞很相似,但心房肌细胞无明显的 2 期,复极化较快,故动作电位时程较短,仅 150～200 ms。与心室肌细胞动作电位各时相的离子流相比,主要的不同是心房肌细胞膜上存在乙酰胆碱敏感的钾电流(Ik-ACh)。

(二)自律细胞的跨膜电位及其形成机制

特殊传导系统的心肌细胞具有自动节律性,属于自律细胞。房室束、束支和浦肯野细胞属于快反应细胞,兴奋时产生快反应动作电位。窦房结和房室结细胞属于慢反应细胞,兴奋时产生慢反应电位。自律细胞与工作细胞的最大区别在于没有静息电位,在自律细胞中动作电位复极化到最大极化状态时的电位值称为最大复极电位。4期自动化去极是自律细胞产生自动节律性兴奋的基础。不同类型的自律细胞其4期自动去极化的速度和机制不尽相同。

窦房结P细胞动作电位:窦房结内的自律细胞为P细胞,其含量十分丰富。窦房结细胞的动作电位属慢反应电位,其动作电位的形状与心室肌等快反应电位很不相同。窦房结P细胞的动作电位幅度均较小,没有明显的1期和平台期,只有0期、3期和4期。4期不稳定,最大复极电位绝对值小,在复极完毕后,就自动地产生去极化,使膜电位逐渐减小,即4期自动去极。当去极达阈电位水平时即可爆发动作电位,因此,4期自动去极是形成自律性的基础。

0期:窦房结P细胞动作电位0期的产生主要是因为L型Ca^{2+}通道(ICa-L)激活,引起Ca^{2+}内流,导致0期去极化。由于L型Ca^{2+}通道激活和失活都较缓慢,因此,窦房结细胞的0期去极化过程比较缓慢,持续时间较长。

3期:由于窦房结细胞缺乏Ito通道,因此,其动作电位无明显的1期和2期。窦房结细胞的复极化过程主要是动作电位3期,其形成原因是Ca^{2+}内流逐渐减少和K^+外流逐渐增加,使细胞膜逐渐复极化并达到最大复极电位。

4期自动去极化:当P细胞的细胞膜电位达到最大复极电位后,外向Ik逐步衰减和If作用引起自动去极化,当去极化达到-50 mV左右,内向ICa-L的加入加速了4期自动去极化。当去极化达到ICa-L的阈电位时,ICa-L激活,内向ICa-L便引发一个新的动作电位。

二、心肌的生理特性

心肌细胞具有兴奋性、传导性、自律性和收缩性4种基本生理特性。其中,兴奋性、传导性、自律性以心肌细胞的生物电活动为基础,属于电生理特性。而心肌细胞的收缩性则以细胞内的收缩蛋白的功能活动为基础,属于心肌细胞的机械特性。

(一)兴奋性

心肌细胞兴奋性的周期变化以心室肌细胞为例,心室肌细胞兴奋的产生以Na^+通道的激活为基础,细胞每一次兴奋,膜上的Na^+通道从备用状态经历激活、失活、复活等过程,兴奋性也随之发生相应的周期性变化。

影响心肌细胞兴奋性的因素:心肌细胞兴奋的产生包括细胞的膜电位达到阈电位水平以及引起0期去极化的离子通道的激活这两个环节。

静息电位或最大复极电位水平:若阈电位水平不变,而静息电位或最大复极电位的负值增大,则它与阈电位之间的差距就加大,则引起兴奋所需的刺激强度增大,兴奋性降低。反之,静息电位减小,其与阈电位之间的差距缩短,则引起兴奋所需的刺激强度减小,兴奋性升高。但是,当静息电位显著减小时,由于部分钠通道失活使阈电位水平上移,因此兴奋性反而降低。

阈电位水平:若静息电位或最大复极电位不变,而阈电位水平上移,则静息电位和阈电位之间的差距加大,引起兴奋所需的刺激阈值增大,兴奋性便降低。反之,阈电位水平下移则可使兴奋性增高。引起 0 期去极化的离子通道性状:引起快、慢反应动作电位 0期去极化的钠通道和 L 型钙通道都有静息(备用)、激活和失活 3 种功能状态。

(二)传导性

心肌细胞具有传导兴奋的能力或特性,称为心肌的传导性。

兴奋在心脏内的传导:心肌细胞具有传导性,心脏各个部分都能传导动作电位,不过它们传导动作电位的能力和速度不同。心脏分化出特殊传导系统,包括窦房结、房室结、房室束、左右束支和浦肯野纤维网,是心内兴奋传导的重要结构基础。心脏内兴奋的传导路径按上述顺序进行。兴奋在心内的传播是通过特殊传导系统而有序进行的。起源于心脏内正常起搏点的窦房结产生的兴奋能直接传给心房肌纤维,房内的传导速度为0.4 m/s。心房中还有一些小的肌束组成优势传导通路,其传导速度较快(1.0～1.2 m/s),可将兴奋直接传到房室结(atrioventricular node,AVN,也称房室交界)。这些纤维传导速度之所以快,是因为其纤维较粗,方向较直。

决定和影响传导性的因素:

(1)结构因素:心肌细胞的直径是决定传导性的主要结构因素,细胞直径越大,细胞内电阻越小,局部电流越大,传导速度越快;反之亦然。此外,细胞间的连接方式是决定传导性的又一重要结构因素。细胞间的缝隙连接构成了细胞间的低电阻通道,这种细胞间结合越多,传导性越好。

(2)生理因素:心肌细胞的电生理特性是影响心肌传导性的主要因素。

(3)动作电位 0 期去极化的速度和幅度:影响心肌传导速度的最重要的因素。

(4)膜电位水平:在快反应细胞,Na^+ 通道性状决定着膜去极化达阈电位水平后信道开放的速度与数量,从而决定膜 0 期去极化的速度和幅度。

(5)邻旁未兴奋区心肌膜的兴奋性:兴奋的传导是细胞依次发生兴奋的过程,因此,未兴奋部位的兴奋性高低必然影响到兴奋沿细胞的传导。

(6)此外,还与未兴奋部位 Na^+ 通道所处的状态有关。

(三)自动节律性

自动节律性简称自律性,是指心肌在无外来刺激存在的条件下能自动产生节律性兴奋的能力或特性。能产生自律性的细胞属于特殊传导系统,包括窦房结、房室结、房室束以及心室内的浦肯野细胞等。这些细胞具有自律性的原因在于其动作电位复极化达最大复极电位后,膜电位并不稳定于这一水平,而是立即开始自动去极化。这种 4 期自动去极化的过程具有随时间而递增的特点。不同自律细胞的 4 期自动去极化的速度和机制不完全相同。

心脏的起搏点:产生冲动并控制整个心脏活动的自律组织通常是窦房结,称为正常起搏点,由窦房结起搏而形成的心脏节律称为窦性节律。

(1)决定和影响自律性的因素:

①4 期自动去极化速度:在最大复极电位和阈电位水平不变的情况下,4 期自动去极化速度越快,达到阈电位所需的时间越短,自律性越高;反之,则自律性降低。

②最大复极电位水平:当最大复极电位绝对值减小时,其与阈电位之间的差距减小,在 4 期自动去极化速度不变的情况下更易达到阈电位值,即达到阈电位水平所需时间缩短,故自律性增高;反之,则自律性降低。

③阈电位水平:阈电位水平上移将加大其与最大复极电位之间的距离,在 4 期自动去极化速度不变的情况下,达到阈电位所需的时间延长,导致自律性降低;反之,则自律性升高。

心脏的生物电活动由细胞内外存在着离子浓度梯度,以及细胞膜在不同状态下对离子的通透性不同所引起。心脏传导系统组成见图 4-1,工作细胞的跨膜电位见图 4-2。

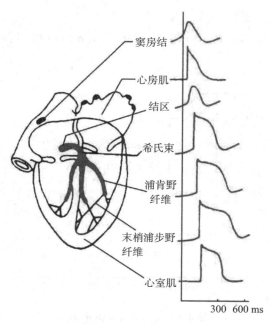

窦房结

心房肌

结区

希氏束

浦肯野
纤维

末梢浦步野
纤维

心室肌

300　600 ms

图 4-1　心脏传导系统

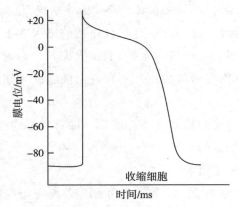

图4-2 心脏工作细胞的跨膜电位

静息电位约为 $-80 \sim -90$ mV。

K^+ 外流,少量 Na^+ 内流。

(2)动作电位发生机制(图4-3):

①0期(去极化过程):I_{Na} 通道激活(由快 Na 引起的快速去极化,所以为快反应细胞)。

②1期(快速复极初期):I_K 通道激活。

③2期(平台期)主要特征:I_{Ca-L} 通道激活,I_K 通道激活。

④3期(快速复极末期):I_K 通道激活。

⑤4期(恢复期/静息期):Na 泵,I_{Na-Ca} 通道激活。

阈值为 -70 mV,快 Na^+ 通道开放时间短于 1 ms,可被河鲀毒素(TTX)选择性阻断。

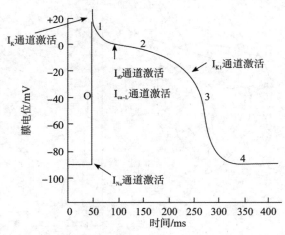

图4-3 动作电位发生机制

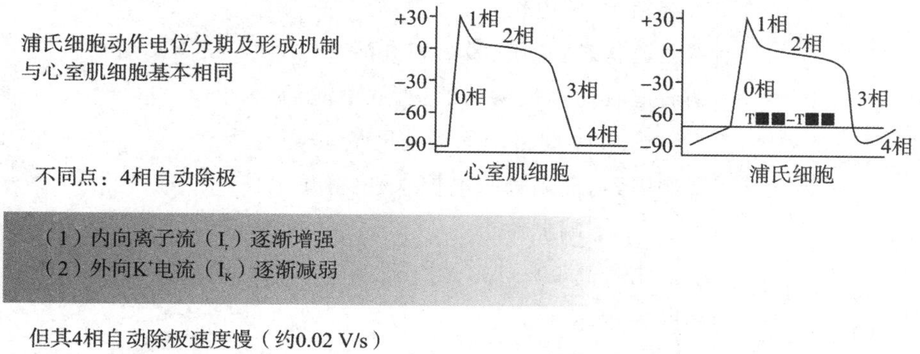

浦氏细胞动作电位分期及形成机制与心室肌细胞基本相同

不同点：4相自动除极

（1）内向离子流（I_f）逐渐增强
（2）外向K$^+$电流（I_k）逐渐减弱

但其4相自动除极速度慢（约0.02 V/s）

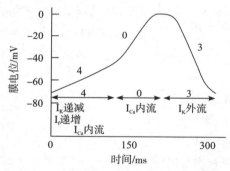

图 4-4 浦肯野纤维细胞的动作电位特点

Ca^{2+}通道开放引起的缓慢去极化的心肌细胞称为慢反应自律细胞，如窦房结 P 细胞，其动作电位形成机制见图 4-5。

图 4-5 窦房结 P 细胞动作电位形成机制

（3）与浦肯野细胞比较，窦房结 P 细胞：

①最大复极电位（-70 mV）及阈电位（-40 mV）的绝对值均较小。

②AP 幅度较小（约 70 mV），0 期时程较长（约 7 ms），且速度较慢（约 10 V/s）。

③无明显的 1、2 期，无超射状态。

④4 期速度较快。

心肌的
生理特性

兴奋性
- 静息电位水平:血 K^+ 下降,静息电位增大,心肌兴奋性降低
- 影响因素:阈电位水平
- 钠通道状态:备用、激活和失活
- 钠通道收缩和代偿间歇:有效不应期

自律性
- 影响因素
  - 4 期自动除极速度
  - 最大舒张电位水平(静息电位)
  - 阈电位
- 窦房结最高 90~100 次/分
- 结区无自律性
- 机制
  - 抢先占领
  - 超速驱动压抑

传导性
- 通路:窦房结→优势传导通路(前、中、后结间束)→左右心房→房房交界→房室束(希氏束)→浦肯野纤维→心室肌
- 影响因素
  - 结构因素:直径和细胞间缝隙
  - 生理因素
    - 0 期除极速度和幅度:成正比
    - 邻近部位膜的兴奋性

收缩性

心电图
- P 波:两心房的除极化
- QRS:两心室的除极化
- T 波:两心室复极化
- P—R 间期:房室传导时间
- Q—T 间期:QRS 波开始到 T 波结束,反映心室肌除极和复极的总时间
- ST 段:QRS 波结束到 T 波开始,反映心室各部分都处于除极化状态

习 题

一、单项选择题

1. 心室肌细胞动作电位升支的形成由下列哪项所致(　　　)。

A.Na^+ 内流　　　　　　　　B.K^+ 外流

C.Ca^{2+} 内流　　　　　　　D.Na^+ 泵

E.Na^+ 内流与 K^+ 外流

2. 心室肌有效不应期的长短主要取决于(　　　)。

A.动作电位 0 期去极化的速度　　B.动作电位 1 期的长短

C.动作电位 2 期的长短　　　　　D.动作电位 3 期的长短

E.阈电位水平的高低

3. 窦房结细胞动作电位 0 期去极化是由于（　　）。

A.Cl^- 内流　　　　　　　　　B.Ca^{2+} 内流

C.Na^+ 内流　　　　　　　　　D.K^+ 内流

E.K^+ 外流

4. 心脏内传导速度最快的部位是（　　）。

A.窦房结　　　B.心房肌　　　C.心室肌　　　D.房室交界　　　E.浦肯野纤维

5. 心室肌动作电位与骨骼肌动作电位的主要区别是（　　）。

A.前者去极化速度快　　　　　B.前者有较大的幅度

C.前者复极化时间短暂　　　　D.前者动作电位时间持续较长

E.前者有超射现象

6. 形成心室肌动作电位平台期的离子流包括（　　）。

A.Na^+ 内流，K^+ 内流　　　　　B.Ca^{2+} 内流，K^+ 外流

C.K^+ 内流，Ca^{2+} 外流　　　　D.Ca^{2+} 、Na^+ 内流，K^+ 外流

E.Ca^{2+} 外流，Na^+ 内流

7. 下面关于心室肌细胞 Na^+ 通道的描述，哪项是错误的（　　）。

A.是电压依从性的

B.激活和失活的速度都很快

C.是形成快反应细胞动作电位 0 期的离子流

D.选择性较强，只有 Na^+ 可以通过

E.在去极化到 -40 mV 时被激活

8. 在正常心脏，兴奋传导的顺序是（　　）。

A.窦房结→房室交界→心房肌→心室肌

B.窦房结→房室交界→心室肌→浦肯野纤维网→心房肌

C.窦房结→心房肌→心室肌→浦肯野纤维网→心室肌

D.窦房结→心房肌→左右束支→浦肯野纤维网→心室肌

E.窦房结→心房肌→房室交界→房室束和左右束支→浦肯野纤维网→心室肌

9. 当血钾逐步升高时，心肌的兴奋性（　　）。

A.逐步升高　　　　　　　　　B.逐步降低

C.先升高后降低　　　　　　　D.先降低后升高

E.不变

10. 下面关于窦房结细胞动作电位的描述，哪项是不正确的（　　）。

A.最大复极电位为 -70 mV　　B.阈电位为 -40 mV

C.无明显的复极 1 期和平台期　　D.除极幅度小于浦肯野细胞

E.0 期除极时程比浦肯野细胞短

11. 房室延搁的生理意义是(　　　)。

A.使心室肌动作电位幅度增加

B.使心肌有效不应期延长

C.使心室肌不会产生完全强直收缩

D.增强心室肌收缩能力

E.使心房和心室不会同时收缩

12. 心室肌的有效不应期较长,一直持续到(　　　)。

A.收缩早期结束　　　　　　　　B.收缩期末

C.舒张早期结束　　　　　　　　D.舒张中期末

E.舒张期结束

13. 心肌细胞在超常期内兴奋性高于正常,所以(　　　)。

A.兴奋传导速度高于正常

B.动作电位幅度大于正常

C.动作电位 0 期去极速率快于正常

D.刺激阈值低于正常

E.自动节律性高于正常

14. 患者,男,24 岁,不洁饮食后腹泻 2 天,心悸 1 天。心电图示频发提前发生的宽大畸形 QRS 波群,时限＞0.12 s。其最可能发生在心肌细胞的(　　　)。

A.相对不应期　　　　　　　　　B.快速复极初期

C.有效不应期　　　　　　　　　D.静息期

E.超常期

15. 患者,女,36 岁,体检发现心动过缓,无不适。查体:血压 90/60 mmHg,心率 56 次/分,心律齐。心电图示窦性心律。患者心动过缓最可能的机制是(　　　)。

A.窦房结 P 细胞 4 期自动去极速度减慢

B.窦房结细胞内向离子流明显增强

C.房室延搁时间延长

D.窦房结 P 细胞最大复极电位减低

E.窦房结细胞钾外流衰减明显加快

二、B 型选择题

A.因 Na^+ 内流而产生

B.因 Ca^{2+} 内流而产生

C.因 Cl^- 内流而产生

D.因 K$^+$ 内流而产生

E.因 K$^+$ 外流而产生

1. 窦房结细胞动作电位 0 期去极化（　　）。

2. 浦肯野细胞动作电位 0 期去极化（　　）。

3. 心室肌细胞静息电位主要（　　）。

A.最大复极电位增大

B.阈电位下移

C.4 期自动去极化速度增快

D.钠通道处于失活状态

E.阈值增大

4. 可引起窦房结 P 细胞自律性降低（　　）。

5. 可引起兴奋性增强（　　）。

参考答案

一、单项选择题

1. A　　2. C　　3. B　　4. E　　5. D　　6. D　　7. E　　8. E　　9. C　　10. E
11. E　　12. C　　13. D　　15. A

二、B 型选择题

1. B　　2. A　　3. E　　4. A　　5. B

第二节　心脏的泵血功能

基础知识归纳总结

一、心脏的泵血

（一）心动周期

心脏的一次收缩和舒张构成一个机械活动周期,称为心动周期。心动周期的长度与心率成反比。左右两心房和左右两心室的活动同步进行,心室舒张期的前 0.4 s 期间,心房也处于舒张状态,这一时期称为全心舒张期。心房和心室的收缩期都短于其舒张期。心率加快时,收缩期和舒张期都相应缩短,但舒张期缩短的程度更大。

(二)心脏的泵血过程

左心室肌的收缩和舒张是造成室内压变化,导致心房和心室之间以及心室和主动脉之间产生压力梯度的根本原因。

压力梯度是推动血液在心房、心室以及主动脉之间流动的主要动力。在收缩期,心室肌收缩产生的压力增高和血流惯性是心脏射血的动力;在舒张早期,心室主动舒张是心室充盈的主要动力;在舒张晚期,心房肌的收缩可进一步充盈心室(表 4-1)。由于心脏瓣膜的结构特点和启闭活动,因此,血液只能沿一个方向流动。

表 4-1　心脏泵血过程中心腔内压力、心瓣膜开闭、血流方向及心室容积的变化

分期		时程/s	压力	瓣膜		血流方向	心室容积
				房室瓣	半月瓣		
心室收缩期	等容收缩期	0.05	$P_a < P_V < P_A$	关	关	存于心室	不变
	快速射血期	0.1	$P_a < P_V > P_A$,P_V 达到峰值	关	开	心室→动脉,射血速度快	迅速↓,占总射血量 2/3
	减慢射血期	0.15	$P_a < P_V < P_A$	关	开	心室→动脉,靠惯性射血,血流速度慢	继续↓,占总射血量 1/3
心室舒张期	等容舒张期	0.06~0.08	$P_a < P_V < P_A$	关	关	存于心室	不变
	快速充盈期	0.11	$P_a > P_V < P_A$	开	关	心房→心室	迅速↑,占总充盈量 2/3
	缓慢充盈期	0.22	$P_a > P_V < P_A$	开	关	心房→心室	缓慢↑,继续充盈
	心房收缩期	0.1	$P_a > P_V < P_A$	开	关	心房→心室	进一步↑,占总充盈量 25%

(三)心音

在心动周期中,心肌收缩、瓣膜启闭、血液流速改变形成的涡流,以及血液撞击心室壁和大动脉壁引起的振动,都可通过周围组织传递到胸壁,用听诊器便可在胸部某些部位听到相应的声音,即心音。

第一心音标志着心室收缩期的开始,音调较低,持续时间较长,是由房室瓣突然关闭

引起心室内血液和室壁的振动,以及心室射血引起的大血管壁和血液涡流所发生的振动而产生的。

第二心音标志着心室舒张期的开始,频率较高,持续时间较短,主要与主动脉瓣和肺动脉瓣关闭,血流冲击大动脉根部引起血液、管壁及心室壁的振动有关。

二、心排血量与心脏泵血功能的储备

每搏输出量:一侧心室一次心脏搏动所射出的血液量,称为每搏输出量,简称搏出量。正常成年人在安静状态下的搏出量约为 70 mL(60~80 mL)。

射血分数:搏出量占心室舒张末期容积的百分比,称为射血分数。健康成年人的射血分数为 55%~65%。射血分数能更准确地反映心脏的泵血功能。

每分输出量:一侧心室每分钟射出的血液量称为每分输出量,也称心输出量或心排出量。心排血量等于心率与搏出量的乘积。健康成年男性在安静状态下的心输出量为 4.5~6.0 L/min。女性比同体重男性低 10%左右。

心指数:以单位体表面积(m^2)计算的心输出量称为心指数。安静和空腹情况下测定的心指数称为静息心指数,可作为比较身材不同的个体的心功能的评价指标。

三、心排血量的影响因素

凡能影响搏出量和心率的因素均可影响心排血量。

(一)心室收缩的前负荷

1. 心室肌的前负荷

心室舒张末期容积相当于心室的前负荷,常用心室舒张末期压力来反映前负荷。将心室舒张末期压力值与相对应的搏出量或每搏功的数据绘制成的曲线称为心室功能曲线。增加前负荷(初长度)时,心肌收缩力加强,搏出量增多,每搏功增大。这种通过改变心肌初长度而引起心肌收缩力改变的调节,称为异长自身调节。其主要生理学意义是对搏出量的微小变化进行精细调节,使心室射血量与静脉回心血量之间保持平衡,从而使心室舒张末期容积和压力保持在正常范围内。

通常状态下,左心室舒张末期压仅 5~6 mmHg,与其最适前负荷(12~15 mmHg)有相当距离,说明心室有较大的初长度储备。前负荷在其上限范围(15~20 mmHg)变动时对每搏功和心室泵血功能的影响不大。心室前负荷即使超过 20 mmHg,每搏功仍不变或仅轻度减少。只有在发生严重病理变化的心室,心功能曲线才出现降支。正常心室肌具有较强的抗过度延伸的特性,肌节一般不会超过 2.25~2.30 μm,使得心功能曲线不会出现明显的下降趋势。

2. 前负荷影响因素

凡能影响心室舒张期充盈量的因素,都可通过异长自身调节使搏出量发生改变。

静脉回心血量:在多数情况下,静脉回心血量的多少是决定心室前负荷大小的主要因素。静脉回心血量又受下列多种因素的影响。

(1)心室充盈时间:当心率增快时,心动周期(尤其是心室舒张期)缩短,心室充盈时间缩短,心室充盈不完全,静脉回心血量减少;反之,则静脉回心血量增多。但是,如果在心室完全充盈后继续延长心室充盈的时间,则不能进一步增加静脉回心血量。

(2)静脉回流速度:在心室充盈持续时间不变的情况下,静脉回流速度越快,静脉回心血量就越多;反之,则静脉回流越少。在全心舒张期,静脉回流速度决定了外周静脉压与心室内压之差。当外周静脉压增高和(或)心室内压降低时,静脉回流速度加快。

(3)心室舒张功能:心室舒张是一个耗能的过程,与收缩期末的心肌细胞内升高的 Ca^{2+} 回降速率有关。舒张期 Ca^{2+} 回降速率越快,Ca^{2+} 与肌钙蛋白 C 结合位点解离并触发舒张过程越快,心肌舒张速率也越快;这样,快速充盈期产生的心室负压就越大,抽吸作用也越强。如果这一机制受损,则可诱发心肌舒张速率下降,使全心舒张期的静脉回心血量减少,特别是使快速充盈期的静脉回心血量减少。

(4)心室顺应性:心室壁受外力作用时能发生变形的难易程度。心室顺应性是一个被动的过程,取决于左心室的几何形状和质量、左心室(纤维化)的黏弹特性和心包。心室顺应性高时,在相同的心室充盈压条件下能容纳更多的血量;反之,则心室充盈量减少。

(5)心包腔内压力:正常情况下,心包的存在有助于防止心室的过度充盈。当发生心包积液时,心包腔内压力增高,可使心室充盈受到限制,导致静脉回心血量减少。

(6)射血后心室内的剩余血量:假如静脉回心血量不变,当动脉血压突然升高使搏出量暂时减少时,射血后心室内剩余血量增加,也可使心室充盈量增加。但实际上,射血后心室内剩余血量增加时,舒张末期心室内压也增高,静脉回心血量将会减少,因此心室充盈量并不一定增加。

(二)心室收缩的后负荷

大动脉血压是心室收缩时所遇到的后负荷。在心肌初长度、收缩能力和心率都不变的情况下,如果大动脉血压增高,等容收缩期室内压的峰值将增高,则等容收缩期延长而射血期缩短,射血期心室肌缩短的程度和速度都减小,射血速度减慢,搏出量减少;反之,大动脉血压降低,则有利于心室射血。当大动脉压突然升高而使搏出量暂时减少时,射血后心室内的剩余血量将增多,即心室收缩末期容积增大,若舒张期静脉回心血量不变或无明显减少,则心室舒张末期容积将增大。此时,可通过异长自身调节加强心肌的收缩力量,使搏出量回升,从而使心室舒张末期容积逐渐恢复到原先水平。尽管此时大动脉血压仍处于高水平,心脏的搏出量也不再减少。

当大动脉血压长期持续升高时,心室肌因长期加强收缩活动,心脏做功量增加而心脏效率降低,久而久之心肌逐渐发生肥厚,最终可能导致泵血功能减退。

(三)心肌收缩能力

心肌不依赖于前负荷和后负荷而能改变其力学活动(包括收缩的强度和速度)的内在特性,称为心肌收缩能力。通过改变心肌收缩能力实现的心脏泵血功能调节,称为等长调节。活化的横桥数目和肌球蛋白头部 ATP 酶的活性是影响心肌收缩能力的主要环节。活化的横桥在全部横桥中所占的比例取决于兴奋时胞质内 Ca^{2+} 的浓度和(或)肌钙蛋白对 Ca^{2+} 的亲和力。儿茶酚胺(去甲肾上腺素和肾上腺素)通过 cAMP 转导途径促进胞质内 Ca^{2+} 浓度升高,从而使心肌收缩能力增强。钙增敏剂(如茶碱)可增加肌钙蛋白对 Ca^{2+} 的亲和力,使肌钙蛋白对胞质中 Ca^{2+} 的利用率增加,因而活化的横桥数目增多,心肌收缩能力增强。甲状腺激素可提高肌球蛋白 ATP 酶的活性,增强心肌收缩能力。

(四)心率

当心率增快但尚未超过一定限度时,由于静脉回心血量的大部分在快速充盈期内进入心室,心室充盈量和搏出量不会明显减少,因此,心率的增加可使每分输出量明显增加。

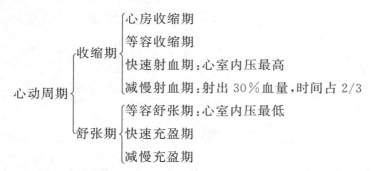

注:心率主要影响舒张期;左右心室搏出血量相等;右心室内压变化小,因肺动脉压为主动脉压的 1/6。

心音
- 第一心音:房室瓣关闭,标志心室收缩开始,音调低,历时较长
- 第二心音:半月瓣关闭,标志心室舒张开始,音调高,历时短
- 第三心音:心室舒张早期、快速充盈期之末
- 第四心音:心房收缩

心泵功能评定
- 每搏量(SV)：一侧心室每次搏出的血量，正常为 60～80 mL(平均 70 mL)
- 射血分数(EF)：每搏量/心舒末期容量，正常为 60%
- 每分输出量＝每搏量×心率＝70 mL×75 次/分＝5～6 L/min
- 心排血指数＝心排血量/体表面积＝3.5～3.5 L/(min·m²)
- 心脏做功量：评定心泵功能的最好指标

心排血量影响因素
- 前负荷(心室舒张末期容积)：异长自身调节(Starling 机制)
- 后负荷(大动脉血压)
- 心肌收缩力：
  - 儿茶酚胺使心肌长度-张力曲线左上移
  - 等长自身调节
  - ACh 及酸中毒使心肌长度-张力曲线右上移
- 心率：小于 40 次/分或大于 180 次/分均使心排血量减少

知识拓展

心力衰竭

心力衰竭(heart failure)是由心脏器质性或功能性疾病损害心室充盈和射血能力而引起的一组临床综合征，简称心衰。心力衰竭是一种渐进性疾病，主要临床表现是呼吸困难、疲乏和体液潴留，但以上症状不一定同时出现。心力衰竭按发展速度可分为急性心衰和慢性心衰，以慢性心衰居多；按发生的部位可分为左心衰、右心衰和全心衰。

各种病因致心脏病变发展至严重阶段，收缩期或舒张期心室负荷过重和(或)心肌细胞数量和质量发生变化，引起心室和心房肥大和扩张，心室重塑，继而心室舒缩功能低下，逐渐发展而成心力衰竭。

习　题

一、单项选择题

1. 心动周期中，心室的血液充盈主要取决于(　　　)。

A.胸内负压促进静脉血回流　　B.心房收缩的挤压作用

C.心室舒张时的"抽吸"作用　　D.骨骼肌的挤压作用促进静脉血回流

E.血液的重力作用

2. 在心动周期中,占时间最长的是( )。

A.心房收缩期 B.等容收缩期 C.等容舒张期 D.射血期 E.充盈期

3. 以下关于心脏射血过程错误的是( )。

A.等容收缩期:动脉压>室内压>房内压,两瓣膜关闭,心室容积不变

B.快速射血期:室内压>动脉压,半月瓣开放,心室容积缩小

C.减慢射血期:室内压>动脉压,半月瓣开放,心室容积缩小

D.等容舒张期:动脉压>室内压>房内压,两瓣膜关闭,心室容积不变

E.充盈期:房内压>室内压,房室瓣开放,心室容积增大

4. 在一个心动周期中,房室瓣开放见于( )。

A.等容收缩期末 B.心室收缩期初

C.等容舒张期初 D.等容收缩期初

E.等容舒张期末

5. 心动周期中,在下列哪个时期左心室容积最大( )。

A.等容舒张期末 B.快速充盈期末

C.快速射血期末 D.减慢射血期末

E.心房收缩期末

6. 主动脉瓣关闭发生在( )。

A.等容收缩期开始时 B.快速射血期开始时

C.等容舒张期开始时 D.快速充盈期开始时

E.减慢充盈期开始时

7. 心动周期中,在下列哪个时期左心室内压力最高( )。

A.心房收缩期末 B.等容收缩期末

C.心室收缩期末 D.快速充盈期末

E.快速射血期末

8. 每个心动周期由心房收缩挤入心室的血量可使心室的充盈量再增加( )。

A.5%~10% B.10%~15% C.10%~30% D.30%~40% E.40%~50%

9. 在体循环和肺循环中,数值基本相同的是( )。

A.收缩压 B.舒张压 C.脉压 D.外周阻力 E.心排血量

10. 左心室比右心室壁厚,这是因为左心室( )。

A.射血速度较快

B.每搏输出量较大

C.射出的血液所流经的管道较狭窄

D.心指数大于右心室

E.比右心室做更大的搏出功

11. 心房压力曲线中的 C 波升支出现的机制是（　　）。

A.心房收缩,房内压升高

B.心室收缩时,心室内的血液向上推顶已关闭的房室瓣并使之凸入心房,造成房内压略有升高

C.心室射血后体积缩小,牵动房室瓣使心房容积扩大,房内压下降

D.心室舒张期末,血液由静脉继续回流入心房,使房内压升高

E.房室瓣开放,血液由心房迅速进入心室,房内压下降

12. 心排血量是指（　　）。

A.每分钟由左、右心室射出的血量之和

B.每分钟由一侧心房射出的血量

C.每分钟由一侧心室射出的血量

D.一次心跳一侧心室射出的血量

E.一次心跳两侧心室同时射出的血量

13. 与心排血量有关的正确说法是（　　）。

A.心排血量是一次心搏由两侧心室射出的血液量

B.心排血量是每分钟由两侧心室输出的血液量

C.心排血量＝心率×搏出量

D.女性比同体重男性的心输出量大

E.麻醉情况下心排血量增加

14. 用于分析比较动脉血压值不相同的个体之间心功能的常用指标是（　　）。

A.每分输出量　　B.心指数　　　　C.射血分数　　　D.心脏做功量　　E.心力储备

15. 每搏输出量占下列哪个容积的百分数称为射血分数（　　）。

A.回心血量　　　　　　　　B.每分输出量

C.等容舒张期容积　　　　　D.心室收缩末期容积

E.心室舒张末期容积

16. 下列关于异长调节的叙述,哪项是错误的（　　）。

A.通过异长调节可使静脉回流量与搏出量重新平衡

B.搏出量取决于心室舒张末期容积

C.通过改变心肌兴奋-收缩耦联的过程来调节心脏泵血功能

D.通过肌小节长度改变来调节心脏泵血功能

E.可以防止心室舒张末期压力和容积发生过久和过度的改变

17. 在心肌状态和大动脉压力保持恒定的情况下,在一定范围内增加静脉回流量可以增加心室肌的（　　）。

A.前负荷　　　　B.后负荷　　　　C.心率　　　　　D.代谢率

E.前负荷和后负荷

18.心室肌的后负荷是指（　　）。

A.心房压力　　　　　　　　B.快速射血期心室内压

C.减慢射血期心室内压　　　D.等容收缩期初心室内压

E.大动脉血压

19.在心肌的前负荷和收缩能力不变的情况下,增加后负荷可使（　　）。

A.等容收缩期延长　　　　　B.射血期延长

C.等容舒张期延长　　　　　D.心室充盈期延长

E.每搏输出量不变

20.心肌通过等长调节来调节心脏的泵血功能,其主要原因是（　　）。

A.心肌收缩能力增强　　　　B.肌节的初长度增加

C.横桥的数目增多　　　　　D.心室舒张末期容积增大

E.心室收缩末期容积增大

21.可引起射血分数增大的因素是（　　）。

A.舒张末期容积增大　　　　B.动脉血压升高

C.心率减慢　　　　　　　　D.心肌收缩能力增强

E.快速射血相缩短

22.正常心室功能曲线不出现降支的原因是（　　）。

A.静息张力较小　　　　　　B.心肌肌浆网的钙储备较少

C.心肌的伸展性较小　　　　D.心肌的储备能量较多

E.心肌收缩的潜在能力较大

23.第一心音的产生主要是由于（　　）。

A.半月瓣关闭　　　　　　　B.半月瓣开放

C.房室瓣开放　　　　　　　D.房室瓣关闭

E.血液冲入心室,引起心室壁振动

24.第二心音的产生主要是由于（　　）。

A.心室收缩时,血液冲击半月瓣引起的振动

B.心室收缩时,动脉瓣突然开放时的振动

C.心室舒张时,动脉管壁弹性回缩引起的振动

D.心室舒张时,半月瓣迅速关闭时的振动

E.心室收缩时,血液射入大动脉时冲击管壁的振动

25.一名21岁的男运动员的基础心率是66次/分。训练期间,他的心率增加到了175次/分。此期间,他的心脏收缩期和舒张期有何变化（　　）。

A.收缩期略有延长,舒张期明显缩短

B.收缩期略有延长,舒张期明显延长

C.收缩期略有缩短,舒张期明显缩短

D.收缩期略有缩短,舒张期明显延长

E.收缩期和舒张期都没有变化

26. 有甲、乙两成年男性患者,甲患者左心室舒张末期容积为 140 mL,收缩末期容积为 70 mL;乙患者左心室舒张末期容积为 160 mL,收缩末期容积为 82 mL,两患者的射血分数( )。

    A.相等　　　　　　　　　　B.甲患者高于乙患者

    C.乙患者高于甲患者　　　　D.无法判断

    E.均低于正常

27. 充血性心力衰竭患者的射血分数为 30%,舒张末期容积为 180 mL。舒张末期容积是在心动周期哪个阶段测量的( )。

    A.心房收缩之末　　　　　　B.心室充盈之前

    C.等容舒张之后　　　　　　D.心房收缩之前

    E.心室射血结束时

28. 某长期卧床患者由平卧位突然站立,其每搏输出量、动脉血压降低。该患者每搏输出量减少是由于( )。

    A.心室后负荷增大　　　　　B.心迷走神经兴奋

    C.心率降低　　　　　　　　D.异长调节

    E.等长调节

29. 一名 75 岁女性心功能衰竭患者行心导管术进行心功能测定。左心室收缩压峰值应该在心动周期的哪个阶段出现等容收缩期( )。

    A.等容收缩期　B.快速充盈期　C.心房收缩期　D.等容舒张期　E.心室射血期

30. 动物在实验中出现每搏输出量降低,左心室舒张末期压力降低,动脉血压降低,分析其最可能的原因是( )。

    A.心率减慢　　　　　　　　B.心肌收缩能力降低

    C.后负荷增大　　　　　　　D.静脉回流减少

    E.射血分数降低

31. 高血压患者与正常人相比,下列哪项指标明显增高( )。

    A.每搏输出量　B.射血分数　　C.心排血量　　D.心指数　　　　E.心脏做功量

32. 以下数据来自一名女性患者:中心静脉压 10 mmHg,心率 70 次/分,肺静脉氧浓度 0.24 mLO_2/mL,肺动脉氧浓度 0.16 mLO_2/mL,总耗氧量 500 mL/min。该患者的心输出量是( )。

    A.1.65 L/min　B.4.55 L/min　C.5.00 L/min　D.6.25 L/min　E.8.00 L/min

33. 一名 38 岁的男子体检时发现在第一心音后存在心脏杂音,随着第二心音的开始而停止,该杂音发生在心动周期的哪个阶段( )。

A.心室收缩期　B.等容舒张期　C.快速射血期　D.快速充盈期　E.心房收缩期

二、B 型选择题

A.等容收缩期初

B.等容舒张期末

C.快速射血期

D.等容舒张期初

E.等容收缩期末

1. 房室瓣关闭发生在( )。

2. 主动脉瓣关闭发生在( )。

A.房内压＞室内压＞主动脉压

B.房内压＜室内压＜主动脉压

C.房内压＞室内压＜主动脉压

D.房内压＜室内压＞主动脉压

E.房内压＝室内压＞主动脉压

3. 等容收缩期时( )。

4. 快速射血期时( )。

5. 快速充盈期时( )。

A.每搏输出量

B.每分输出量

C.射血分数

D.心指数

E.心脏做功量

6. 比较不同个体之间的心泵功能,宜选用的评定指标是( )。

7. 心室扩大早期,泵血功能减退时,宜选用的评定指标是( )。

参考答案

一、单项选择题

1.C　2.E　3.C　4.E　5.E　6.C　7.E　8.C　9.E　10.E

11. B　12. C　13. C　14. D　15. E　16. C　17. A　18. E　19. A　20. A

21. D　22. C　23. D　24. D　25. C　26. B　27. A　28. D　29. E　30. D

31. E　32. D　33. A

二、B 型选择题

1. A　2. B　3. B　4. D　5. C　6. D　7. C

第三节　血管生理

基础知识归纳总结

一、动脉血压

(一)动脉血压的形成

血压是指血管内流动的血液对血管侧壁的压强,即单位面积上的压力。动脉血压通常是指主动脉血压。动脉血压的形成条件包括一个前提和三个要素:心血管系统有足够的血液充盈是前提条件;心脏射血、外周阻力、主动脉和大动脉的弹性储器作用则是三个关键要素。

心室射血是间断的,而血管内的血流却是连续的。心室的间断性射血导致动脉血压发生周期性变化,心脏收缩时动脉血压高,舒张时动脉血压低。外周阻力的存在,使心室射入主动脉的血液每次只有约 1/3 在心室收缩期流到外周,其余的 2/3 暂时储存于主动脉和大动脉中,从而导致动脉血压升高。而这种储存作用得益于主动脉和大动脉的弹性储器作用。心脏收缩射血时,弹性储器血管扩张可多容纳一部分血液,使射血期动脉血压不会升得过高;心脏舒张时,弹性储器血管回缩,推动射血期多容纳的那部分血液流入外周,保持血流持续流动并维持舒张期血压,使之不会过度降低。因此,动脉血压变化的幅度并没有心室压力波动幅度大,这是机体自身的保护作用,具有重要生理意义。

（二）动脉血压的正常值及高血压

1. 动脉血压的正常值

动脉血压可用收缩压、舒张压、脉压、平均动脉压等数值来表示。收缩压是指心室收缩时,主动脉压力急剧升高,在收缩期中期达到最高值时的血压。舒张压是指心室舒张时,主动脉压力下降,在舒张末期动脉血压达最低值时的血压。脉搏压简称脉压,是指收缩压和舒张压的差值。平均动脉压是指一个心动周期中每一瞬间动脉血压的平均值。在安静状态下,我国健康青年人的收缩压为 100～120 mmHg,舒张压为 60～80 mmHg,脉压为 30～40 mmHg。

2. 高血压

高血压是以体循环动脉压增高为主要表现的临床综合征,为最常见的心血管疾病,可分为原发性高血压和继发性高血压。2017 年美国心脏协会(American Heart Association,AHA)公布了新版美国高血压指南。该指南对高血压的诊断、降压目标及相关建议进行了调整。新指南中高血压的诊断标准:血压大于或等于 130/80 mmHg 为高血压;收缩压 120～129 mmHg,舒张压小于 80 mmHg 为血压升高;收缩压 130～139 mmHg,舒张压 80～89 mmHg 为 1 级高血压;血压≥140/90 mmHg 为 2 级高血压。

（三）影响血压的因素（表 4-2）

表 4-2　影响动脉血压的因素及其效应

影响因素	效应		
	收缩压	舒张压	脉压
每搏输出量↑	↑↑	↑	↑
心率↑	↑	↑↑	↓
外周阻力↑	↑	↑↑	↓
主动脉和大动脉的弹性储器作用↓	↑	↓	↑↑
循环血量与血管系统容量的比↓	↓↓	↓	↓

注:本表只列出单向变化情况,反之亦然。

二、中心静脉压和静脉回心血量

（一）中心静脉压

通常将右心房和胸腔内大静脉血压称为中心静脉压,而将各器官静脉的血压称为外周静脉压。中心静脉压较低,正常波动范围是 $4\sim12$ cmH$_2$O,其高低取决于心脏射血能力和静脉回心血量之间的相互关系。心脏射血能力减弱(如心力衰竭),静脉回心血量增多或回流速度过快,中心静脉压升高。因此,中心静脉压可反映心脏功能状态和静脉回心血量,在临床上常作为判断心血管功能的重要指标,也可作为控制补液速度和补液量的监测指标。

(二)静脉回心血量及其影响因素(表 4-3)

表 4-3　影响静脉回心血量的因素

影响因素	变化	静脉回心血量
体循环平均充盈压	增高	增多
心肌收缩力	增强	增多
骨骼肌的挤压作用(节律性收缩)	加强	增多
体位改变	平卧位转为直立位	减少
呼吸运动	吸气	增多

三、微循环

(一)微循环的组成

微循环是指微动脉和微静脉之间的血液循环。各器官、组织的结构和功能不同,微循环的结构也不同。典型的微循环结构包括微动脉、后微动脉、毛细血管前括约肌、真毛细血管、通血毛细血管、动-静脉吻合支、微静脉等。微循环的起点是微动脉,其管壁有完整的平滑肌层,管壁外层的环形肌收缩或舒张可使管腔内径显著缩小或扩大,起着控制微循环血流量"总闸门"的作用。在真毛细血管起始端通常有一两个平滑肌细胞,形成环状的毛细血管前括约肌,其收缩状态决定进入真毛细血管的血流量,在微循环中起"分闸门"的作用。较大的微静脉有平滑肌,属于毛细血管后阻力血管,起"后闸门"的作用。

(二)微循环的血流通路

微循环的血流通路包括迂回通路、直捷通路和动-静脉短路。迂回通路是血液和组织液之间进行物质交换的主要场所,所以又称营养通路。直捷通路多见于骨骼肌中,相对短而直,血流阻力较小,流速较快,主要功能是使一部分血液经此通路快速进入静脉以保证静脉回心血量。动-静脉短路在人体某些部分的皮肤和皮下组织,特别是手指、足趾、耳郭等处分布较多,血流速度快,无物质交换功能,又称非营养通路,其功能是参与体温调节。

（三）微循环的物质交换方式

物质交换是微循环的基本功能。扩散是血液和组织液之间进行物质交换最重要的方式；滤过和重吸收虽仅占很小一部分，但对组织液的生成有重要作用；吞饮发生的概率较小。

四、组织液

（一）组织液的生成

组织液是血浆滤过毛细血管壁而形成的。正常情况下，组织液由毛细血管动脉端不断产生，同时，一部分组织液又经毛细血管静脉端返回毛细血管内，另一部分组织液则经淋巴管回流入血液循环。生成组织液的滤过力量和重吸收力量之差，称为有效滤过压。

有效滤过压＝（毛细血管血压＋组织液胶体渗透压）－（组织液静水压＋
　　　　血浆胶体渗透压）

（二）影响组织液生成的因素

正常情况下，组织液不断生成，又不断被重吸收，保持动态平衡，因此，组织液总量维持相对恒定。如果这种动态平衡遭到破坏，使组织液生成过多或重吸收减少，就会有过多的液体潴留在组织间隙而形成水肿。决定有效滤过压的各种因素改变，均会导致不同情况的水肿。毛细血管壁两侧静水压差增大（如右心衰竭）和血浆胶体渗透压降低（如营养不良或者肝肾疾病）都会使组织液生成增多，甚至引起水肿。静脉回流受阻（如妊娠后期胎儿压迫）时，毛细血管血压升高，组织液生成也会增加。淋巴回流受阻也会导致组织水肿。此外，在感染、烧伤、过敏等情况下，毛细血管壁的通透性异常增高，血浆蛋白可随液体渗出毛细血管，使血浆胶体渗透压下降，组织液胶体渗透压升高，有效滤过压增大，组织液生成增多，从而引起水肿。

血管 {
　弹性贮器血管（大动脉）：缓冲收缩压、维持舒张压、减小脉压
　阻力血管（小动脉、微动脉、微静脉）：构成主要的外周阻力，维持动脉血压
　交换血管（真毛细血管）：血液与组织进行物质交换的部位
　容量血管（静脉）：容纳 $60\%\sim70\%$ 的循环血量
}

动脉血压
- 形成的基本条件
  - 前提条件:血流充盈
  - 基本因素:心脏射血和外周阻力
- 影响因素
  - 每搏量:主要影响收缩压
  - 心率:主要影响舒张压
  - 外周阻力:影响舒张压的最重要因素
  - 主动脉和大动脉的弹性贮器作用:减小脉压
  - 循环血量和血管系统容量的比例:影响平均充盈压

静脉血压与静脉回流
- 静脉或右心房的压力
  - 正常值为:0.4～1.2 kPa(4～12 cmH$_2$O)
  - 中心静脉压:中心静脉压指胸腔内大静脉或右心房的压力,它的高低取决于心脏射血能力和静脉回心血量的多少,升高多见于输液过多过快或心脏射血功能不全
- 影响静脉回流的因素
  - 静脉两端的压力差:外周静脉压与中心静脉压之差,是静脉回流的动力,它的形成主要取决于心脏的收缩力,也受呼吸运动、体位、肌肉收缩等的影响
  - 骨骼肌的挤压作用:作为肌肉泵促进静脉回流
  - 呼吸运动:通过影响胸膜腔内压而影响静脉回流
  - 体位:人体由卧位转为立位时,回心血量减少

微循环
- 迂回通路(营养通路,物质交换的主要场所):微动脉→后微动脉→毛细血管前括约肌→真毛细血管→微静脉
- 直接通路(促进血液迅速回流)
  - 微动脉→后微动脉→直通毛细血管→微静脉
  - 骨骼肌中多见
- 动-静脉短路(调节体温)
  - 微动脉→动-静脉吻合支→微静脉
  - 皮肤中分布较多
- 微循环血流调控
  - 毛细血管压:与毛细血管前阻力和毛细血管后阻力的比值成反比
  - 微动脉的阻力:对微循环血流的控制起主要作用
  - 毛细血管前括约肌的活动:主要受代谢产物调节

知识拓展

原发性高血压及健康护理指导

原发性高血压,是以血压升高为主要临床表现的综合病症,通常简称为高血压。高血压是多种心、脑血管疾病的重要病因和危险因素,常引起心脏、血管、脑、肾脏等重要组织器官的进行性损害,最终可导致这些器官发生功能性或器质性病变甚至功能衰竭,是心血管疾病死亡的主要原因之一。

对高血压病人的健康护理指导:

---

　　(1)疾病知识指导:让病人了解病情,指导病人和家属掌握正确的测量血压的方法;指导病人学会自我心理调节,避免情绪激动。

　　(2)饮食指导:限制钠盐摄入,每天低于 5 g,保证充足的钾和钙的摄入;减少脂肪的摄入,补充适量的蛋白;戒烟控酒,控制体重。

　　(3)运动指导:选择适宜的运动方式,注意劳逸结合,避免竞争性和力量性运动。

　　(4)服药指导:强调长期药物治疗的重要性;遵医嘱按时按量服药;不能擅自停药。

习　题

一、单项选择题

1. 弹性储器血管是指(　　　)。

A.主动脉　　　　B.微动脉　　　　C.大静脉　　　　D.微静脉　　　　E.毛细血管

2. 关于各类血管功能特点的叙述中,正确的有(　　　)。

A.弹性储器血管有明显的弹性和扩张性,可容纳循环血量的 60% 左右

B.主动脉和肺动脉干有弹性储器作用,使血液能在血管系统内连续流动

C.静脉的舒缩活动是促使静脉血回流入心脏的主要动力

D.微静脉口径不变时,微动脉舒张有利于组织液进入血液

E.毛细血管前括约肌属于毛细血管前阻力部分,交感缩血管纤维分布较多

3. 血流阻力主要来自(　　　)。

A.毛细血管　　　B.微静脉　　　　C.微动脉　　　　D.小动脉

E.主动脉及大动脉

4. 血液在血管中流动时,血流阻力(　　　)。

A.与血管半径成反比

B.与血管半径的平方成反比

C.与血管半径的立方成正比,

D.与血管半径的 4 次方成正比

E.与血管半径的 4 次方成反比

5. 关于动脉血压的叙述中,正确的是(　　　)。

A.收缩压是指心室收缩期末期达到最高值时的血压

B.舒张压是指心室收缩期末期动脉血压达到最低值时的血压

C.在安静状态下,我国健康青年人的收缩压为 100～120 mmHg

D.通常情况下,成人血压高于儿童血压

E.正常人血压存在昼夜波动的日节律,呈"单峰单谷"的现象

6. 主动脉在维持舒张压中起重要作用,主要是由于主动脉(　　)。

A.口径大　　　　　　　　　　B.管壁厚

C.管壁富有弹性　　　　　　　D.血流速度快

E.对血流的摩擦阻力小

7. 当血液流经下列哪段血管时血压降落最大(　　)。

A.主动脉和大动脉　　　　　　B.小动脉和微动脉

C.微静脉和小静脉　　　　　　D.大静脉和腔静脉

E.毛细血管

8. 微循环中不参与物质交换的是(　　)。

A.迂回通路　　　　　　　　　B.直捷通路

C.动-静脉短路　　　　　　　D.交换血管

E.毛细血管前阻力血管

9. 关于微循环直捷通路,正确的是(　　)。

A.不进行物质交换　　　　　　B.血流速度较慢

C.经常处于开放状态　　　　　D.管径较毛细血管较细

E.在骨骼肌组织中较少见

10. 组织液的有效滤过压等于(　　)。

A.(毛细血管血压＋血浆胶体渗透压)－(组织液胶体渗透压＋组织液静水压)

B.(毛细血管血压＋组织液胶体渗透压)－(血浆胶体渗透压＋组织液静水压)

C.(血浆胶体渗透压＋组织液静水压)－(毛细血管血压＋组织液胶体渗透压)

D.(组织液胶体渗透压＋组织液静水压)－(毛细血管血压＋血浆胶体渗透压)

E.(毛细血管血压＋组织液胶体渗透压)－(血浆胶体渗透压－组织液静水压)

11. 决定微循环中营养通路的周期性开闭的主要因素是(　　)。

A.血管紧张素 Ⅰ　　　　　　 B.血管紧张素 Ⅱ

C.肾上腺素　　　　　　　　　D.去甲肾上腺素

E.局部代谢产物

12. 患者,男性,45 岁,行胃大部切除手术,术中输液时发现中心静脉压为 1.6～2.1 kPa(12～16 mmHg),麻醉师应当采取以下哪一措施(　　)。

A.给予强心剂,使心功能加强

B.调整输液速度,将输液速度加快

C.调整输液速度,将输液速度减慢

D.与输液速度无关,无须改变输液速度

E.及时观察动脉血压,如正常,输液按原速度进行

13. 在离体实验中观察到,乙酰胆碱作用于内皮完整的血管可引起血管舒张,若将血管内皮去除,则乙酰胆碱可使血管收缩。这表明乙酰胆碱可使血管内皮产生（　　）。

A.内皮舒张因子　　　　　　　B.内皮缩血管因子

C.去甲肾上腺素　　　　　　　D.肾上腺素

E.组胺

14. 患者,男性,60 岁,反复头痛头晕十余年,加重伴视物模糊 5 小时。心脏超声检查发现主动脉硬化。以下哪个指标的变化是正确的（　　）。

A.收缩压下降　　　　　　　　B.舒张压升高

C.脉压增大　　　　　　　　　D.大动脉容量减少

E.脉搏传播速度减慢

15. 寒冬时期,一位 80 岁老人进入温泉浴室后不久出现头晕,随即晕倒在地,分析其最可能的原因是（　　）。

A.血管容量增加　　　　　　　B.心排血量减少

C.动脉血压升高　　　　　　　D.血量减少

E.全身血管收缩

16. 患者,男性,65 岁,近日夜晚睡觉时常因心悸气短而惊醒,坐起后呼吸困难有所改善。查体发现肝在肋下 3 cm 触及,腹水征阳性,双下肢凹陷性水肿。出现颈静脉怒张、肝脏肿大和双下肢水肿,该患者最可能的心血管疾病是（　　）。

A.左心衰　　　　　　　　　　B.右心衰

C.中心静脉压降低　　　　　　D.肺水肿

E.高血压

17. 患者,男性,19 岁,车祸中股动脉损伤出血,旁观者协助采用止血带止血。医护人员抵达时测量仅有轻微血压下降,瞳孔反射良好。患者重新分布的血液主要来源于（　　）。

A.心脏　　　　　　　　　　　B.主动脉

C.小动脉和微动脉　　　　　　D.毛细血管

E.微静脉和静脉

18. 患者,男性,62 岁,因突发胸痛数小时急诊入院。患者有糖尿病和高血压病史,静脉给予硝酸甘油缓解胸痛。使用硝酸甘油可以（　　）。

A.升高动脉血压 　　　　　　B.增加静脉回心血量

C.增加左心室壁压力 　　　　　D.降低耗氧量

E.减少冠脉血流

二、B 型选择题

A.主动脉

B.微动脉

C.腔静脉

D.微静脉

E.毛细血管

1. 血流速度最快在（　　　）。

2. 血流速度最慢在（　　　）。

A.血浆胶体渗透压降低

B.毛细血管内流体静压升高

C.毛细血管壁通透性增高

D.淋巴回流受阻

E.肾素-血管紧张素-醛固酮系统辅助水钠潴留

3. 炎性病灶的水肿是由于（　　　）。

4. 肝硬化引起胃肠壁水肿是由于（　　　）。

5. 右心衰竭时的水肿是由于（　　　）。

参考答案

一、单项选择题

1.A　2.B　3.C　4.E　5.C　6.C　7.B　8.C　9.C　10.B

11.E　12.C　13.A　14.C　15.A　16.B　17.E　18.D

二、B 型选择题

1.A　2.E　3.C　4.A　5.B

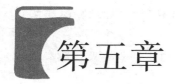

第五章

呼　吸

第一节　肺通气与肺换气

基础知识归纳总结

呼吸过程(包括三个环节){ 外呼吸(包括肺通气和肺换气)
气体在血液中的运输
内呼吸

一、肺通气

(一)肺通气的动力

1. 肺内压和肺通气的动力

呼吸过程中肺内压(肺泡内气体的压力)的周期性交替升降,造成肺内压和大气压之间的压力差。呼吸肌的收缩和舒张所引起的胸廓节律性扩大和缩小称为呼吸运动。

直接动力:肺内压和大气压之间的压力差。

原动力:呼吸肌的收缩和舒张所引起的呼吸运动。

2. 呼吸运动的过程和形式

平静呼吸时膈肌和肋间外肌收缩/舒张→胸腔和肺的容积扩大/缩小→肺内压低于/高于大气压→空气进入/流出肺泡。

呼吸运动的形式有如下几种。

(1)腹式呼吸:以膈肌舒缩活动为主的呼吸运动,腹部的起伏明显。

(2)胸式呼吸:以肋间外肌舒缩活动为主的呼吸运动,胸部的起伏明显。

(3)平静呼吸:安静状态下的呼吸运动,膈肌和肋间外肌收缩时引起吸气(主动过程);膈肌和肋间外肌舒张时引起呼气(被动过程)。

(4)用力呼吸:机体活动增强使呼吸加深、加快的呼吸运动。更多的吸气肌参与收缩,呼气肌也主动参与收缩,吸气和呼气均为主动过程。

3.胸膜腔内压

胸膜腔指肺与胸廓之间潜在而密闭的腔隙,其内的压力称为胸膜腔内压。正常人平静呼吸时胸膜腔内压比大气压低,所以胸膜腔内压又称胸膜腔负压。

生理意义:①有利于肺保持扩张状态;②有利于静脉血和淋巴液的回流。一旦胸膜腔密闭性丧失,胸膜腔与大气相通可形成气胸,胸膜腔负压减小或消失,肺则因其回缩压而萎陷,导致肺不张,影响肺通气。

(二)肺通气的阻力

肺通气的阻力包括弹性阻力(肺和胸廓的弹性组织,为静态阻力),占总阻力的70%,以及非弹性阻力(气道、惯性、黏滞阻力,为动态阻力),占总阻力的30%。两者不同的影响因素见表5-1。

弹性阻力和顺应性弹性组织对抗外力作用所引起的变形的力称为弹性阻力(R),弹性组织在外力作用下发生变形的难易程度称为顺应性(C),可用顺应性的高低来度量弹性阻力的大小。R 与 C 成反比关系,$R=1/C$,以单位跨壁压的变化(OP)所引起的腔内容积的变化(ΔV)来表示。

$$肺顺应性(C_L)=\frac{肺容积的变化(\Delta V)}{跨肺压的变化(\Delta P)}(L/cm\ H_2O)$$

正常成人平静呼气末,肺顺应性正好位于曲线的中段,此段斜率最大,故平静呼吸时肺弹性阻力小,呼吸省力。肺的弹性阻力来自肺的弹性成分和肺泡表面张力(表5-1和表5-2)。

表5-1 肺通气的阻力

阻力分类		影响因素	具体影响
弹性阻力(占总阻力的70%)	肺和胸廓的弹性阻力	肺的弹性阻力(1/2)	肺泡弹性回缩力(占肺弹性阻力的1/3)
			肺泡表面张力(占肺弹性阻力的2/3)
非弹性阻力(占总阻力的30%)	气道阻力(占非弹性阻力 80%～90%)	胸廓的弹性阻力(1/2)	呈双向性变化
		气流的速度、气流的形式、呼吸的深度	流速↑→阻力↑ 层流阻力小,湍流阻力大,呼吸加深加快→阻力↑
	惯性阻力、黏滞阻力	气道口径	气道口径↓,则阻力↑;口径↑,则阻力↓(反比关系)
		平静呼吸时可忽略不计	

表 5-2　肺泡表面张力与肺表面活性物质

	肺泡表面张力	肺表面活性物质
概念	存在于肺泡气-液界面能使其趋于缩小的力量	由肺泡Ⅱ型细胞合成和分泌的含脂质和蛋白质的混合物,其中脂质的主要成分为二棕榈酰卵磷脂
作用	①是构成肺弹性阻力的重要来源 ②肺泡的大小不一,容量不稳定,呼吸周期中肺回缩变化(随着呼气时的肺泡半径缩小,肺回缩力增大)具有促进肺毛细血管内的液体渗至肺泡的作用	①降低肺泡表面张力,防止肺泡塌陷 ②减小吸气阻力,维持大小不一的肺泡容积的稳定性,避免呼气时的肺回缩力增大 ③防止肺水肿,以利于气体交换

肺顺应性还受肺总量的影响。为了比较不同肺总量个体的肺弹性阻力,提出比顺应性的概念。

$$比顺应性 = \frac{平静呼吸时的肺顺应性(L/cmH_2O)}{功能余气量(L)}$$

胸廓的弹性阻力来自胸廓的弹性成分,其为吸气的阻力或动力,应视胸廓的位置而定(表 5-3)。

表 5-3　胸廓弹性阻力的变化

胸廓的状态	等于自然状态	大于自然状态	小于自然状态
胸廓容量相当于肺总容量	约 67%	>67%	<67%
胸廓弹性阻力	等于零	>0(与肺弹性阻力方向相同)	<0(与肺弹性阻力方向相反)
克服弹性阻力做功	只需克服肺的弹性阻力	既要克服肺的弹性阻力,又要克服胸廓弹性阻力	胸廓的弹性阻力能抵消肺的部分弹性阻力

肺通气的非弹性阻力涉及气道阻力、惯性阻力、黏滞阻力等。其中,气道阻力约占非弹性阻力的 80%～90%(表 5-1),除了受气流的速度和形式、呼吸的深度影响外,还主要受以下 4 个因素的影响:①跨壁压,与气道阻力呈反比关系;②肺实质对气道壁的牵引,肺实质内弹性成分和胶原纤维对气道壁起外向放射状牵引作用;③自主神经系统的调节,呼吸道平滑肌受交感和副交感神经的双重支配,两者均有紧张性作用,可影响气道管壁平滑肌的舒缩活动;④化学因素的影响,儿茶酚胺、前列腺素 E2 可使气道平滑肌舒张,而前列腺素 F2α 使气道平滑肌收缩,另外,组胺、白三烯和内皮素也可影响气道管壁平滑肌的收缩活动。

（三）肺通气功能的评价

肺通气功能通常通过肺通气量来评价。肺容积是不同状态下肺所能容纳的气体量，它们互不重叠，全部相加后等于肺总量。肺容量是两项或两项以上肺容积的组合气量。

1. 肺容积

（1）潮气量（tidal volume，TV）：每次呼吸时吸入或呼出的气体量，正常成年人平静呼吸时的潮气量为 $400\sim600$ mL。

（2）补吸气量（inspiratory reserve volume，IRV）：平静吸气末，再尽力吸气所能吸入的气体量，正常成年人为 $1500\sim2000$ mL。

（3）补呼气量（expiratory reserve volume，ERV）：平静呼气末，再尽力呼气所能呼出的气体量，正常成年人为 $900\sim1200$ mL。

（4）余气量（residual volume，RV）：最大呼气末尚存留于肺内不能呼出的气体量，正常成年人为 $1000\sim1500$ mL。

2. 肺容量

（1）深吸气量（inspiratory capacity，IC）：平静呼气末做最大吸气所能吸入的气体量，等于潮气量＋补吸气量，是衡量最大通气潜能的指标之一。

（2）功能余气量（functional residual capacity，FRC）：平静呼气末尚存留于肺内的气体量，等于余气量＋补呼气量，正常成年人约为 2500 mL。其生理意义是缓冲呼吸过程中肺泡气 O_2 分压（PO_2）和 CO_2 分压（PCO_2）的变化幅度，使肺泡气和动脉血中的 PO_2 和 PCO_2 不会随呼吸而发生大幅度的波动。

（3）肺活量（vital capacity，VC）：尽力吸气后，从肺内所能呼出的最大气体量，等于潮气量＋补吸气量＋补呼气量。正常成年男性约为 3500 mL，女性约为 2500 mL，反映肺一次通气的最大能力。

（4）用力肺活量（forced vital capacity，FVC）：尽力吸气后，尽力尽快所能呼出的最大气体量，稍低于肺活量。

（5）用力呼气量（forced expiratory volume，FEV）：尽力吸气后，在一定时间内尽力尽快所能呼出的气体量，通常以第 1、第 2 和第 3 秒末的 FEV 所占 FVC 的百分数来表示，健康成年人分别为 83％、96％和 99％。FEV 是评价肺通气功能的一项较好的指标。

3. 肺总量（total lung capacity，TLC）

肺所能容纳的最大气体量，等于潮气量＋补吸气量＋补呼气量＋余气量，即肺容积各项分量的总和。成年男性平均约为 5000 mL，女性约为 3500 mL。

4. 肺通气量和肺泡通气量

（1）肺通气量：每分钟吸入或呼出的气体总量，等于潮气量×呼吸频率。正常成年人平静呼吸时为 $6\sim9$ L/min（以 TV＝500 mL、呼吸频率为 $12\sim18$ 次/分计得）。

（2）最大随意通气量：尽力做深、快呼吸时，每分钟所能吸入或呼出的最大气体量，一般只测量 10 s 或 15 s 的最深最快的呼出或吸入气量，再换算成每分钟的最大通气量，一般可达 150 L，为平静呼吸时肺通气量的 25 倍，反映单位时间内充分发挥全部通气能力所能达到的通气量。因此，其为估计一个人能进行最大运动量的生理指标之一。

（3）通气储量百分比：对平静呼吸时的每分通气量与最大通气量进行比较，反映通气功能的储备能力，其正常值应等于或大于 93%。

$$通气储量百分比＝\frac{最大通气量－每分平静通气量}{最大通气量}×100\%$$

（4）肺泡通气量：每分钟实际吸入肺泡的新鲜空气量，等于潮气量无效腔气量×呼吸频率。它排除了没有参与肺泡和血液之间气体交换的通气量（生理无效腔＝解剖无效腔＋肺泡无效腔）。由于无效腔的存在，浅而快的呼吸使肺泡通气量减少，深而慢的呼吸使肺泡通气量增加。

二、肺换气和组织换气

（一）气体交换的基本原理

气体交换的方式是扩散，动力为分压差。气体在通过薄层组织时，其扩散速率（单位时间内气体扩散的容积）与组织两侧的气体分压差、温度、扩散面积和该气体的扩散系数成正比，与扩散距离（组织的厚度）成反比，与气体分子量的平方根也成反比。

（二）肺换气

肺换气是指肺泡与肺毛细血管之间的气体交换过程。混合静脉血流经肺毛细血管时，血液中 PO_2 比肺泡气 PO_2 低，PCO_2 比肺泡气 PCO_2 高，因此，肺泡气中 O_2 向血液扩散，血液中 CO_2 则向肺泡扩散。O_2 和 CO_2 的扩散都极为迅速，当血液流经肺毛细血管全长约 1/3 时，已基本达到交换平衡。

上述影响气体扩散的因素中以扩散距离、扩散面积以及通气/血流比值影响较大。

（1）呼吸膜的厚度：气体扩散速率与扩散距离（呼吸膜的厚度）成反比。由于呼吸膜（平均厚度约 0.6 μm）和肺毛细血管血液层很薄，因此气体很容易扩散通过，交换速度快。当肺部病变（如肺纤维化、肺水肿）使呼吸膜增厚时，气体扩散速率降低。

（2）呼吸膜的面积：气体扩散速率与扩散面积成正比。正常成年人肺的总扩散面积约有 70 m²，安静状态下用于气体扩散的呼吸膜面积约有 40 m²，有相当大的储备面积。运动或劳动时，肺毛细血管开放数量和开放程度增加，有效扩散面积也大大增大。肺不张、肺实变、肺气肿、肺叶切除、肺毛细血管关闭和阻塞等，均可使呼吸膜扩散面积减小而影响肺换气。

(3)通气/血流比值:每分钟肺泡通气量(VA)和每分肺血流量(Q)之间的比值(VA/Q),是衡量肺换气功能的指标。正常成年人安静时 VA/Q 平均值为 4.2/5＝0.84,意味着两者比例适宜,气体交换率高。如果该比值增大,则意味着通气过度或血流相对不足,部分肺泡气体未能与血液气体充分交换,致使肺泡无效腔增大。反之,该比值减小,则意味着通气不足或血流相对过多,部分血液流经通气不良的肺泡,混合静脉血中的气体不能得到充分更新,犹如发生了功能性动-静脉短路。

三、气体在血液中的运输

O_2 和 CO_2 在血液中的运输形式包括物理溶解和化学结合,以化学结合为主。虽然以物理溶解形式运输的 O_2 和 CO_2 很少,但它们是化学结合形式运输的前提条件。

(一)氧的运输

物理溶解形式运输的 O_2 量约占 1.5%,与血红蛋白(Hb)化学结合形成氧合血红蛋白(HbO_2)运输的 O_2 量约占 98.5%。

1. Hb 与 O_2 结合的特征和评价指标

1 分子 Hb 有 4 个亚单位,可以结合 4 分子 O_2。在肺部,O_2 与 Hb 结合,形成 HbO_2;在组织细胞中,HbO_2 迅速解离释放 O_2,成为脱氧血红蛋白(Hb)。脱氧 Hb 结构为紧密型(T 型),氧合 Hb 为疏松型(R 型),Hb 的 4 个亚单位与 O_2 结合或解离存在协同效应,即 1 个亚单位与 O_2 结合后,由于变构效应,其他亚单位更易与 O_2 结合;反之,当 HbO_2 的 1 个亚单位释出 O_2 后,其他亚单位更易释放 O_2。O_2 在血液中的运输形式、特征和评价指标总结见表 5-4。

表 5-4　O_2 在血液中的运输形式、特征和评价指标

运输形式	物理结合 5%,化学结合 98.5%
Hb 与 O_2 结合的特征	迅速,可逆,受 PO_2 的影响,无须酶催化,Fe^{2+} 与 O_2 结合后仍是二价铁,反应是氧合
氧在血液中运输的评价指标	Hb 氧容量:Hb 结合的最大 O_2 量 Hb 氧含量:Hb 实际结合的 O_2 量 Hb 氧饱和度:Hb 氧含量占氧容量的百分比

氧合 Hb 为鲜红色,脱氧 Hb 为紫蓝色,当血液中脱氧 Hb 含量达 5 g/100 mL(血液)以上时,皮肤、黏膜呈暗紫色,这种现象称为发绀。

2. 氧解离曲线

氧解离曲线是表示血液 PO_2 与 Hb 氧饱和度关系的曲线。氧解离曲线呈 S 形,反映在不同 PO_2 下 O_2 与 Hb 的结合与解离情况。根据氧解离曲线的变化趋势和功能意义,可将其分为三段,见表 5-5。

表 5-5　氧解离曲线的分段及各段的特点和意义

分段	特点	功能意义
上段 PO_2 60～100 mmHg	曲线较平坦,PO_2 变化对 Hb 氧饱和度影响较小	在肺毛细血管,有利于 Hb 与 O_2 结合,高原高空动脉血 $PO_2>60$ mmHg,不出现明显低氧血症,反映机体对血氧含量具有缓冲作用
中段 PO_2 40～60 mmHg	曲线较陡,PO_2 变化对 Hb 氧饱和度影响较大	相当于机体在安静状态下的供氧情况
下段 PO_2 15～40 mmHg	曲线最陡,PO_2 变化对 Hb 氧饱和度影响最大	反映机体供氧的储备能力

影响氧解离曲线的因素:通常用 P_{50} 来表示 Hb 对 O_2 的亲和力。P_{50} 是使 Hb 氧饱和度达 50% 时的 PO_2,正常约为 26.5 mmHg。P_{50} 增大时氧解离曲线右移,表示 Hb 对 O_2 的亲和力降低;P_{50} 减小时氧解离曲线左移,表示 Hb 对 O_2 的亲和力增加。多种因素均可影响氧解离曲线,主要影响因素见表 5-6。

表 5-6　影响氧解离曲线的主要因素

影响因素	效应	机制	意义
pH↓ 或 PCO_2↑	P_{50} 增大,氧离曲线右移	R 型 Hb→T 型 Hb	波尔效应,在肺部摄取 O_2↑
温度↑	P_{50} 增大,氧离曲线右移	H^+ 活度↑,R 型 Hb→T 型 Hb	组织释放 O_2↑,组织代谢增强时,局部温度↑,HbO_2 解离↑,供 O_2↑
2,3-DPG↑	P_{50} 增大,氧离曲线右移	R 型 Hb→T 型 Hb	慢性缺 O_2、贫血时,2,3-DPG↑,HbO_2 解离↑,有利于供 O_2
CO 中毒	氧解离曲线左移	CO 与 Hb 的亲和力是 O_2 的 250 倍	阻碍 Hb 与 O_2 结合,阻碍 Hb 与 O_2 解离,危害极大

(二)CO_2 的运输

CO_2 的运输形式为物理溶解(约 5%)和化学结合(约 95%)。化学结合的主要形式为碳酸氢盐(约 88%)和氨基甲酰血红蛋白(约 7%)。

(1)碳酸氢盐(HCO_3^-):该反应主要在红细胞内进行,与红细胞内含有丰富的碳酸酐酶有关。在组织,反应利于生成 HCO_3^-;在肺部,反应方向相反,利于分解释放出 CO_2。

氨基甲酰血红蛋白(HHbNHCOOH):该反应快,可逆,无须酶催化。由于 HbO_2 与 CO_2 结合形成 HHbNHCOOH 的能力比脱氧 Hb 小,所以,血红蛋白的氧合作用是该反应的主要调节因素。

(2)CO_2 解离曲线:CO_2 解离曲线是表示血液中 CO_2 含量与 PCO_2 关系的曲线。与氧解离曲线不同,CO_2 解离曲线接近线性而不呈 S 形,无饱和点。

(3)霍尔丹效应(Haldane effect):脱氧 Hb 容易与 CO_2 结合生成氨基甲酰血红蛋白,而 O_2 与 Hb 结合可促进 CO_2 释放。O_2 与 CO_2 的运输是相互影响的,CO_2 通过波尔效应影响 O_2 的运输,O_2 又通过霍尔丹效应影响 CO_2 的运输。

四、呼吸运动的调节

呼吸运动的调节系统受到大脑皮质随意性和低位脑干自主性的双重调节,其下行通路不同。

(一)呼吸中枢与呼吸节律的形成

呼吸中枢是指中枢神经系统内产生呼吸节律和调节呼吸运动的神经细胞群。呼吸中枢的分布和作用见表 5-7。

表 5-7　呼吸中枢的分布和作用

	脊髓	延髓	脑桥	高位脑中枢
分布	脊髓颈段,3~5 脊髓胸段	孤束核腹外侧部(DRG)后疑核、疑核和面神经后核区(VRC)	臂旁内侧核、KF 核	大脑皮质
主要作用	支配呼吸肌的运动神经元,引起呼吸运动	DRG:促进吸气过程 VRG:加强吸气,促进主动呼气,产生呼吸节律	限制吸气,促进吸气转为呼气	控制随意呼吸

正常呼吸节律的形成机制主要有两种学说,一种是起搏细胞学说,另一种是神经元网络学说。起搏细胞学说认为,节律性呼吸由延髓内(如前包钦格复合体)具有起搏样活动的神经元的节律性兴奋引起。神经元网络学说认为,呼吸节律的产生依赖于延髓内呼吸神经元之间的复杂联系和相互作用。

（二）呼吸的反射性调节

1. 化学感受性呼吸反射

化学感受性呼吸反射的感受器分为外周化学感受器（颈动脉体和主动脉体）和中枢化学感受器（主要分布在延髓腹外侧部的浅表部位），它们的适宜刺激、特点和作用见表 5-8。

表 5-8　中枢化学感受器与外周化学感受器的比较

	适宜刺激	特点	作用
中枢化学感受器	脑脊液和局部细胞外液中的 $[H^+]\uparrow$	对 H^+、CO_2 变化敏感性高；不感受低 O_2 刺激；潜伏期较长	兴奋呼吸中枢，使呼吸加深加快；调节脑脊液中 H^+ 浓度，维持中枢神经系统 pH 稳定
外周化学感受器	血液 $PO_2\downarrow$、$PCO_2\uparrow$ 和 $[H^+]\uparrow$	对血液 $PO_2\downarrow$、$PCO_2\uparrow$ 和 $[H^+]\uparrow$ 敏感；无明显潜伏期	兴奋呼吸中枢，使呼吸加深加快；低 O_2 维持对呼吸的驱动，改善缺氧

其中，外周化学感受器感受动脉血 PO_2 降低，不感受血氧含量降低，因此，贫血或 CO 中毒时，血氧含量降低，只要感受器局部血流量不降低，局部 PO_2 无明显降低，就不会刺激外周化学感受器。上述三种因素对化学感受器的刺激有相互增强作用。

自然呼吸时，CO_2、H^+ 和 O_2 对呼吸运动的调节有相互作用，包括相互协同或相互拮抗效应。CO_2 水平、H^+ 浓度和 O_2 水平对呼吸运动的调节见表 5-9。

表 5-9　CO_2、H^+ 和低 O_2 对呼吸运动的调节作用

刺激因素	感受器	传入途径	效应	特点
$CO_2\uparrow$ 动脉血 $PCO_2\uparrow$	中枢化学感受器（主要）外周化学感受器（快速）	窦神经、迷走神经	兴奋呼吸中枢，呼吸加深加快	维持呼吸中枢基本活动的最重要生理性调节因素，血 PCO_2 过高抑制呼吸，CO_2 麻醉
低 O_2 动脉血 $PO_2\downarrow$ <80 mmHg	外周化学感受器	窦神经、迷走神经	兴奋呼吸中枢，呼吸加深加快	中枢化学感受器适应后，低氧刺激外周化学感受器对维持呼吸运动十分重要，低氧直接抑制呼吸中枢
动脉血 $[H^+]\uparrow$	外周化学感受器（主要）中枢化学感受器	窦神经、迷走神经	兴奋呼吸中枢，呼吸加深加快	H^+ 不易通过血-脑屏障，血液 H^+ 以刺激外周化学感受器为主

2. 肺牵张反射

肺牵张反射包括肺扩张反射和肺萎陷反射。

(1)肺扩张反射:肺扩张→刺激牵张感受器(气管到细支气管的平滑肌内)→迷走神经→延髓→促使吸气转为呼气,使呼吸频率加快。肺牵张反射的敏感性有种属差异。其生理意义在于加速吸气向呼气的转换,使呼吸频率增加,不参与人平静呼吸时的呼吸调节。在病理情况下,肺顺应性下降时,可通过肺扩张反射使呼吸变浅、变快。

(2)肺萎陷反射:感受器位于气道平滑肌内,在肺容量明显减小时,通过肺萎陷反射促进呼气转换为吸气,防止呼气过深或肺不张。

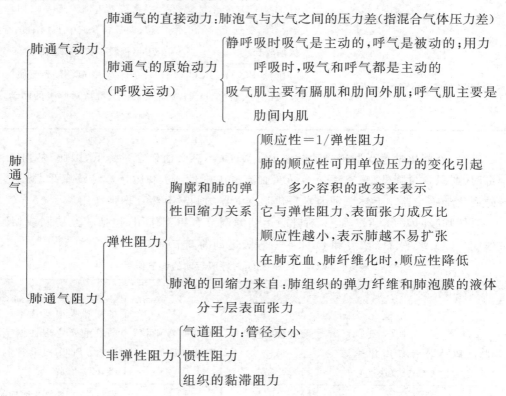

肺换气 {

定义:肺换气即肺泡与肺毛细血管血液之间的气体交换

呼吸膜(肺泡膜)六层结构 {
单分子的表面活性物质层和肺泡液体层
肺泡上皮层
上皮基底膜层
组织间隙层
毛细血管基底膜层
毛细血管内皮细胞层
}

肺换气的动力:气体的分压差

肺换气的原理
(在肺部) {
O_2:从分压高的肺泡通过呼吸膜扩散到血液
CO_2:从分压高的肺毛细血管血液中扩散到分压低的肺泡中
}

影响肺换气的因素 {
呼吸膜的面积和厚度:在肺组织纤维化时,呼吸膜面积减小,厚度增加,将出现肺换气效率降低

凡影响到呼吸膜的病变:呼吸道的病变首先影响的是肺通气,仅当肺通气改变造成肺泡气体分压变化时才影响到肺换气

气体分子的分子量、溶解度以及分压差:CO_2在血浆中的溶解度比O_2大24倍,所以当肺换气功能不良时,缺氧比二氧化碳潴留明显

通气/血流比值($V_{A/Q}$):
每分钟肺泡通气量与每分肺血流量的比值 {
比值大于0.84:表示肺通气过度或肺血流量减少,相当于肺泡无效腔增大
比值大于0.84:表示肺通气不足或血流过剩或两者同时存在,发生了功能性动-静脉短路
}
}

肺泡表面活性物质 {
化学成分与分布 {
化学成分:肺泡Ⅱ型细胞分泌的一种脂蛋白,主要成分是二棕榈酰磷脂酰胆碱
分布:肺泡液体分子层的表面,即在液-气界面之间
}

意义 {
降低肺泡表面张力
增加肺的顺应性
维持大小肺泡容积的相对稳定
防止肺不张
防止肺水肿
}
}

肺容量与肺通气量
- 肺容量
  - 潮气量:平静呼吸时,每次吸入或呼出的气量
  - 余气量:在尽量呼气后,肺内仍保留的气量
  - 功能余气量＝余气量＋补呼气量
  - 肺总容量:潮气量＋补吸气量＋补呼气量＋余气量
  - 肺活量:最大吸气后,从肺内所能呼出的最大气量
  - 时间肺活量
    - 评价肺通气功能的较好指标:正常人刚开始的 3 秒分别为 83％、96％、99％的肺活量
    - 意义:时间肺活量比肺活量更能反映肺通气状况,反映的为肺通气的动态功能,测定时要求以最快的速度呼出气体
- 肺通气量
  - 每分肺通气量＝潮气量×呼吸频率
  - 每分钟肺泡通气量＝(潮气量－无效腔气量)×呼吸频率
  - 深慢呼吸比浅快呼吸有利于气体交换
  - 评价肺通气功能
    - 常用指标:肺活量、时间肺活量、肺泡通气量等
    - 最好的指标:肺泡通气量

第二节　呼吸运动调节

基础知识归纳总结

呼吸中枢
- 脊髓初级中枢
  - 背侧呼吸组
  - 腹侧呼吸组
  - 延髓呼吸中枢
- 功能:基本呼吸节律产生于延髓,延髓是自主呼吸的最基本中枢
- 脑桥呼吸调节功能:可能是传递冲动给吸气切断机制,使吸气及时终止,向呼气转化,此作用与刺激迷走神经引起的吸气向呼气转化相似
- 呼吸节律的形成假说
  - 吸气活动发生器(ClAG)
  - 吸气切断机制(IOS)

化学因素

CO_2、$[H^+]$ 和 O_2 对呼吸的 $[H^+]$ 调节（通过中枢化学感受器与外周化学感受器）

CO_2 对呼吸的调节：一定水平的 CO_2 对维持呼吸中枢的兴奋性是必要的 {
主要途径：通过增高脑脊液中 H^+ 浓度作用于中枢感受器
次要途径：直接作用于外周感受器
}

对呼吸的调节 {
主要途径：血中 H^+ 主要作用于外周感受器
次要途径：作用于中枢化学感受器
H^+ 通过血脑脊液屏障进入脑脊液比较缓慢，而中枢感受器的有效刺激是脑脊液中的 H^+
低 O_2 对呼吸的调节：O_2 含量变化不能刺激中枢化学感受器而兴奋中枢，O_2 降低兴奋外周化学感受器，对中枢则是抑制作用
}

CO_2、$[H^+]$ 和 O_2 通过化学感受器调节呼吸的异同点 {
外周化学感受器直接生理刺激 {
直接生理刺激：缺 O_2 的变化
血中 CO_2 变化和 H^+ 浓度变化
}
中枢化学感受器直接生理刺激 {
脑脊液中 H^+ 浓度变化
对 CO_2 敏感性比外周高
不感受缺 O_2 的刺激而兴奋中枢
}
}

呼吸的反射性调节 {
肺牵张反射（Hering-Breuer 反射） {
肺扩张反射：肺扩张时抑制吸气 {
感受器位于气管和支气管平滑肌内
传入纤维通过迷走神经粗纤维进入延髓
}
肺缩小反射：肺缩小时引起吸气，仅在病理情况下发挥作用
}
肺毛细血管旁感受器（juxtapulmonary-capillary receptor，J 感受器）引起的呼吸反射：J 感受器位于肺泡壁毛细血管的组织间隙内，接受组织间隙膨胀作用的刺激，反射地引起呼吸变浅变快
}

📄 习　题

一、单项选择题

1. 维持胸膜腔负压的必要条件是（　　）。

A.胸膜腔的密闭性　　　　　　　B.两层胸膜之间有浆液

C.呼吸肌收缩　　　　　　　　　　D.胸膜腔内压低于大气压

E.肺内有表面活性物质

2. 能较好地评价肺的通气功能的是（　　　）。

A.肺活量　　　　　　　　　　　　B.时间肺活量

C.肺泡通气量　　　　　　　　　　D.潮气量

E.残气量

3. 肺的有效通气量是（　　　）。

A.肺活量　　　　B.时间肺活量　　C.肺泡通气量　　D.潮气量　　　　E.残气量

4. 平静呼吸时,每次吸入或呼出的气体量称（　　　）。

A.肺活量　　　　B.时间肺活量　　C.肺泡通气量　　D.潮气量　　　　E.残气量

5. 以下呼吸的过程,错误的是（　　　）。

A.吸气初:肺内压＜大气压　　　　B.呼气初:肺内压＜大气压

C.吸气末:肺内压＝大气压　　　　D.呼气末:肺内压＝大气压

E.都不对

6. 肺通气的原动力是指（　　　）。

A.肺内压和大气压之差　　　　　　B.呼吸运动

C.肺的弹性回缩力　　　　　　　　D.肺泡表面张力

E.胸膜腔内压

7. 肺通气的直接动力是指（　　　）。

A.肺内压和大气压之差　　　　　　B.呼吸运动

C.肺的弹性回缩力　　　　　　　　D.肺泡表面张力

E.胸膜腔内压

8. 以下过程属于被动过程的是（　　　）。

A.平静呼吸的吸气　　　　　　　　B.深呼吸的吸气

C.平静呼吸的呼气　　　　　　　　D.深呼吸的呼气

E.都不是

9. 正常呼吸形式是（　　　）。

A.腹式呼吸　　　B.胸式呼吸　　　C.人工呼吸　　　D.混合式呼吸　　E.用力呼吸

10. 关于胸膜腔内压的叙述,错误的是（　　　）。

A.通常情况下呈负压　　　　　　　　B.胸膜腔内压＝肺内压－肺回缩力

C.有利于静脉血和淋巴液的回流　　D.有利于肺的扩张

E.气胸是负压增大

11. 关于肺泡表面活性物质的叙述,错误的是（　　　）。

A.由肺泡Ⅱ型细胞合成和分泌　　B.可减小肺的弹性阻力

C.使肺扩张,保证肺通气　　　　　D.防止肺水肿的发生

E.可增大肺泡表面张力

12. 肺泡通气量是指（　　　）。

A.每分钟吸入的气体量　　　　　　B.每分钟呼出的气体量

C.每分钟吸入肺泡的气量　　　　　D.尽力呼吸时,每分钟吸入的最大气体量

E.肺泡通气量＝(潮气量＋无效腔气量)×呼吸频率

13. 肺活量等于（　　　）。

A.潮气量＋补呼气量

B.潮气量＋补吸气量

C.潮气量＋补吸气量＋补呼气量

D.潮气量＋残气量

E.潮气量＋功能残气量

14. 有关顺应性的叙述,错误的是（　　　）。

A.表示在外力作用下肺的可扩张性

B.容易扩张,顺应性越大

C.与肺的弹性阻力成正比关系

D.肺炎、肺水肿时会减小

E.都对

15. 关于影响肺换气的因素,错误的是（　　　）。

A.气体扩散速率与呼吸膜厚度成反比

B.气体扩散速率与呼吸膜厚度成正比

C.通气/血流比值增大有利于换气

D.通气/血流比值减小不利于换气

E.气体扩散速率与气体的分压差高低有关

16. 维持呼吸中枢正常兴奋性所必需的是（　　　）。

A.缺 O_2　　　　　　　　　　　B.一定浓度的 CO_2

C.$NaHCO_3$　　　　　　　　　　D.一定浓度的 H^+

E.HCO_3^-

17. 以下叙述错误的是（　　　）。

A.机体与环境之间的气体交换过程称为呼吸

B.呼吸由外呼吸、气体在血液中的运输、内呼吸组成

C.生理条件下,胸膜腔内压均高于大气压

D.胸膜腔负压可以维持肺扩张,有利于静脉血和淋巴液的回流

E.机体在新陈代谢中需要不断地吸入氧气,排出二氧化碳

18. PO_2 降低,使呼吸运动增强,主要是通过（　　　）。

A.刺激外周化学感受器　　　　　　B.刺激中枢化学感受器

C.直接兴奋延髓呼吸中枢　　　　D.直接抑制延髓呼吸中枢

E.直接兴奋脑桥呼吸调整中枢

19. PCO_2 升高,使呼吸运动增强,主要是通过(　　　)。

A.刺激外周化学感受器　　　　B.刺激中枢化学感受器

C.直接兴奋延髓呼吸中枢　　　　D.直接抑制延髓呼吸中枢

E.直接兴奋脑桥呼吸调整中枢

20. H^+ 浓度升高,使呼吸运动增强,主要是通过(　　　)。

A.刺激外周化学感受器　　　　B.刺激中枢化学感受器

C.直接兴奋延髓呼吸中枢　　　　D.直接抑制延髓呼吸中枢

E.直接兴奋脑桥呼吸调整中枢

21. 呼吸的基本中枢在(　　　)。

A.脊髓　　　　B.延髓　　　　C.脑桥　　　　D.下丘脑　　　　E.大脑皮质

22. 呼吸的调整中枢在(　　　)。

A.脊髓　　　　B.延髓　　　　C.脑桥　　　　D.下丘脑　　　　E.大脑皮质

23. O_2 在血液中运输的主要形式是(　　　)。

A.物理溶解　　　　B.氧合血红蛋白

C.碳酸氢盐　　　　D.氨基甲酸血红蛋白

E.以上都不是

24. CO_2 在血液中运输的主要形式是(　　　)。

A.物理溶解　　　　B.氧合血红蛋白

C.碳酸氢盐　　　　D.氨基甲酸血红蛋白

E.以上都不是

25. 正常呼吸节律的形成主要依赖于(　　　)。

A.延髓　　　　B.脑桥　　　　C.中脑　　　　D.脊髓　　　　E.大脑皮质

26. 每分通气量和每分肺泡通气量之差等于(　　　)。

A.潮气量×呼吸频率　　　　B.功能余气量×呼吸频率

C.余气量×呼吸频率　　　　D.无效腔气量×呼吸频率

E.肺活量×呼吸频率

27. 参与平静吸气的肌肉主要是(　　　)。

A.膈肌、肋间外肌　　　　B.膈肌、腹壁肌

C.膈肌、肋间内肌　　　　D.膈肌

E.肋间外肌

28. 在下列哪一时相中,肺内压等于大气压?(　　　)。

A.呼气全程　　　　B.吸气末期和呼气末期

C.呼气末期和吸气中期　　　　D.吸气全程

E.呼吸全程

29. 呼吸频率加倍,潮气量减半时,将使(　　　)。

A.每分通气量增加　　　　　　B.肺泡通气量增加

C.肺泡通气量不变　　　　　　D.每分通气量减少

E.肺泡通气量减少

30. 下列关于 CO 中毒的描述,错误的是(　　　)。

A.Hb 与 CO 的亲和力比 O_2 大 250 倍

B.Hb 与 CO 结合生成 HbCO

C.CO 中毒后病人出现严重缺氧,表现发绀

D.CO 与 Hb 结合后,可阻止 HbO_2 的解离

E.CO 与 Hb 结合,使 Hb 失去携带 O_2 的能力

31. 吸气时发生的变化是(　　　)。

A.胸膜腔内压绝对值上升,呼吸道管径不变

B.胸膜腔内压绝对值上升,呼吸道管径变小

C.胸膜腔内压绝对值下降,呼吸道管径扩大

D.胸膜腔内压绝对值上升,呼吸道管径扩大

E.胸膜腔内压绝对值下降,呼吸道管径变小

32. 呼吸节律形成机制最有可能的是(　　　)。

A.大脑皮质有意识的控制　　　B.下丘脑神经网络的调控

C.脑桥的自发节律性活动　　　D.延髓吸气切断机制

E.脊髓的反馈调节

33. 胸膜腔内压等于(　　　)。

A.大气压-非弹性阻力　　　　B.大气压-弹性阻力

C.大气压-肺泡表面张力　　　D.大气压-肺回缩力

E.大气压-肺弹性纤维回位力

34. 1 个 Hb 分子可结合的氧分子数是(　　　)。

A.8 个　　　B.6 个　　　C.4 个　　　D.2 个　　　E.1 个

35. 肺的顺应性越大,表示(　　　)。

A.肺的弹性阻力和肺的扩张度均小

B.肺的弹性阻力和肺的扩张度无变化

C.肺的弹性阻力大,肺的扩张度小

D.肺的弹性阻力和肺的扩张度均大

E.肺的弹性阻力小,肺的扩张度大

36. 新生儿肺泡表面活性物质缺乏,常见的病症是( )。

A.肺栓塞　　　　　　　　　B.休克肺

C.肺炎　　　　　　　　　　D.呼吸窘迫综合征

E.肺泡蛋白质沉积症

37. 下列关于肺泡表面活性物质的描述,错误的是( )。

A.减少肺泡内的组织液生成　　B.降低肺泡表面张力

C.稳定肺泡容积　　　　　　　D.降低肺的顺应性

E.由肺泡Ⅱ型细胞所分泌

38. 平静呼吸时胸膜腔内压的叙述,正确的是( )。

A.只有吸气时低于大气压

B.呼气时高于大气压

C.吸气时和呼气时均等于大气压

D.呼气初胸膜腔内压绝对值高于吸气末

E.吸气与呼气过程中均低于大气压

39. 肺泡通气量是指( )。

A.每分钟进出肺的气体量

B.进入肺泡能与血液进行气体交换的气体量

C.尽力吸气后所能呼出的气体量

D.每次吸入或呼出的气体量

E.无效腔的气量

40. 有关用力呼吸的描述,不正确的是( )。

A.吸气时肋间外肌收缩　　　　B.吸气时膈肌收缩

C.呼气时肋间内肌收缩　　　　D.吸气时一些辅助吸气肌也参与收缩

E.呼气是一个被动过程

41. 内呼吸是指( )。

A.肺泡和肺毛细血管血液之间的气体交换

B.组织细胞和组织毛细血管血液之间的气体交换

C.线粒体内外的气体交换

D.细胞器之间的气体交换

E.组织细胞之间的气体交换

42. 若潮气量为 500 mL,解剖无效腔为 150 mL,呼吸频率为 12 次/分,则每分钟肺泡通气量等于( )。

A.900 mL/min　　　　　　　B.1800 mL/min

C.3600 mL/min　　　　　　　D.4200 mL/min

E.4800 mL/min

43. 二氧化碳在血液中运输的最主要形式是（　　）。

A.物理溶解　　　　　　　　　B.形成碳酸

C.形成碳酸氢盐　　　　　　　D.形成氨基甲酸血红蛋白

E.形成二氧化碳血红蛋白

44. 维持胸膜腔内负压的必要条件是（　　）。

A.肺内压高于大气压　　　　　B.肺内压高于胸膜腔内压

C.胸膜腔密闭　　　　　　　　D.气道内压高于大气压

E.气道跨壁压等于大气压

45. 正常成年人安静时的肺通气/血流比值为（　　）。

A.0.048　　　　B.0.084　　　　C.0.24　　　　D.0.48　　　　E.0.84

46. 某人 100 mL 血液中含 15 g Hb，已知 1 g Hb 可结合 1.34 mL O_2，如果此人静脉血中氧含量为 10%，那么静脉血中 Hb 的氧饱和度约为（　　）。

A.10%　　　　B.20%　　　　C.50%　　　　D.25%　　　　E.95%

47. 在下列哪种情况下，肺的顺应性增加？（　　）。

A.肺弹性阻力增大　　　　　　B.肺弹性阻力减小

C.气道阻力增大　　　　　　　D.气道阻力减小

E.肺泡表面活性物质减少

48. 肺通气的原动力来自（　　）。

A.肺内压与胸膜腔内压之差　　B.肺内压与大气压之差

C.肺的弹性回缩　　　　　　　D.呼吸肌舒缩运动

E.肺内压周期性变化

49. 肺泡与肺毛细血管血液之间的气体交换是通过下列哪种结构实现的？（　　）。

A.肺泡膜

B.呼吸膜

C.肺泡上皮和毛细血管内皮

D.肺泡上皮、毛细血管内皮、内皮基膜

E.上述各条均不正确

50. 对肺的气道阻力的描述，错误的是（　　）。

A.它是非弹性阻力的主要成分　B.它与气道半径的 2 次方成反比

C.它增大时，可出现呼吸困难　D.它与气体流速成正相关

E.上呼吸道是产生气道阻力的主要部位

51. 胸廓向内回位的弹性阻力表现在（　　）。

A.胸廓处于自然位置时　　　　B.任何情况的吸气时

C.深呼气时　　　　　　　　　D.深吸气时

E.呼吸的全过程

52. 肺泡表面活性物质是由肺内哪种细胞合成分泌的？（　　）。

A.肺泡Ⅰ型上皮细胞　　　　　　B.肺泡Ⅱ型上皮细胞

C.气道上皮细胞　　　　　　　　D.肺成纤维细胞

E.肺泡巨噬细胞

53. 下列情况中使呼吸运动增强最明显的因素是（　　）。

A.PCO_2升高　　　　　　　　　B.PO_2下降

C.H^+浓度增加　　　　　　　　D.非蛋白氮增多

E.乳酸增多

54. 在 1 mmHg 分压差下，每分钟通过呼吸膜扩散的某种气体的毫升数称为该气体的（　　）。

A.肺扩散能力　　　　　　　　　B.肺扩散容量

C.呼吸膜通透性　　　　　　　　D.肺扩散指数

E.肺通气/血流比值

55. 肺的弹性回缩力见于（　　）。

A.吸气初　　　B.呼气初　　　C.吸气末　　　D.呼气末　　　E.以上都存在

56. 平静呼气末胸膜腔内压（　　）。

A.等于大气压　　　　　　　　　B.低于大气压

C.高于大气压　　　　　　　　　D.与吸气中期相等

E.与吸气末期相等

57. 决定某种气体扩散方向的主要因素是（　　）。

A.气体在血液中的溶解度　　　　B.气体的分压差

C.气体的分子量　　　　　　　　D.呼吸膜的通透性

E.气体与血红蛋白的亲和力

58. 在肺水肿、肺充血等病理情况下，呼吸浅快的主要原因是激发了（　　）。

A.加压反射　　　　　　　　　　B.肺牵张反射

C.中枢化学感受器活动　　　　　D.肺缩小反射

E.外周化学感受器活动

59. 肺泡表面活性物质的主要作用是（　　）。

A.保护肺上皮细胞　　　　　　　B.增大肺弹性阻力

C.减小气道阻力　　　　　　　　D.减小肺泡表面张力

E.降低呼吸膜通透性

60. 中枢化学感受器最敏感的直接刺激物是（　　）。

A.脑脊液中的 CO_2　　　　　　B.血液中的 CO_2

C.脑脊液中的 H^+ D.血液中的 H^+

E.脑脊液的 PO_2

61. 肺通气是指（   ）。

A.肺与血液的气体交换   B.外界环境与气道间的气体交换

C.肺与外界环境间的气体交换   D.外界氧气入肺的过程

E.肺内二氧化碳出肺的过程

62. 下列关于大脑皮质对呼吸运动调节的描述,错误的是（   ）。

A.对呼吸运动的随意控制依赖于大脑皮质

B.大脑皮质通过控制低位脑干呼吸神经元的活动而调节呼吸

C.在建立与呼吸有关的条件反射的过程中,大脑皮质起重要作用

D.在人类平时生活中,呼吸对环境的适应并不需要大脑皮质参与

E.言语与唱歌反映了大脑皮质对呼吸的控制作用

63. Hb 氧饱和度的大小主要取决于（   ）。

A.血中 Hb 含量多少   B.血中 PN_2 大小

C.血中 PCO_2 大小   D.血中 PO_2 大小

E.血液温度高低

64. 进入肺泡内的气体,可因血液在肺内分布不均而未能都与血液进行气体交换。未能发生气体交换的这部分肺泡容量,称为（   ）。

A.解剖无效腔   B.生理无效腔   C.肺泡无效腔   D.气道无效腔   E.病理无效腔

65. 对氨基甲酸血红蛋白的叙述,错误的是（   ）。

A.它为血液中 CO_2 运输的一种形式

B.它仅运送 CO_2 总量的 7%

C.它的形成无须酶参与,反应迅速,而且可逆

D.它形成数量的多少与 Hb 含氧量无关

E.它运送 CO_2 量虽少,但排出 CO_2 的效率却较高

66. 肺的通气/血流比值反映肺部气体交换时气泵和血泵的匹配情况。如果通气/血流比值增大,表明该受试者体内出现了（   ）。

A.解剖无效腔增大   B.肺泡无效腔增大

C.解剖性动-静脉短路   D.功能性动-静脉短路

E.肺内气体交换障碍

67. 正常成人在平静呼吸时,每次呼出或吸进的气体量约为（   ）。

A.300~500 mL   B.400~600 mL

C.600~700 mL   D.500~800 mL

E.800~1000 mL

68. 对肺容积与肺容量指标的叙述,错误的是( )。

A.必须是平静呼吸的前提下,吸入或呼出的气体量才叫潮气量

B.平静呼气末再尽力呼气,所能增加的呼气量叫补呼气量

C.最大呼气后,肺内残留气体量叫残气量

D.平静呼气末,肺内残留气体量叫功能残气量

E.肺总量由潮气量、补呼气量、补吸气量和残气量组成

69. 颈动脉体化学感受器的传入冲动是由下列哪对神经传递的?( )。

A.迷走神经　　　B.颈神经　　　　C.副神经　　　　D.舌下神经　　　E.舌咽神经

70. 脑桥呼吸调整中枢的主要功能是( )。

A.激活延髓呼吸中枢　　　　　　B.限制吸气相的时间

C.作为肺牵张反射的中枢　　　　D.接受迷走神经传入的信息

E.形成基本的呼吸节律

71. CO_2对呼吸运动的调节作用,最主要是通过刺激( )。

A.主动脉体和颈动脉体化学感受器

B.延髓化学感受器

C.延髓呼吸中枢

D.脑桥呼吸调整中枢

E.大脑皮质

参考答案

一、单项选择题

1. A　　2. B　　3. C　　4. D　　5. B　　6. B　　7. A　　8. C　　9. D　　10. E

11. E　12. C　13. C　14. C　15. B/C　16. B　17. C　18. A　19. B　20. A

21. B　22. C　23. B　24. C　25. A　26. D　27. A　28. B　29. E　30. D

31. D　32. D　33. D　34. C　35. E　36. D　37. A　38. E　39. A　40. E

41. B　42. A　43. C　44. C　45. E　46. C　47. B　48. D　49. B　50. D

51. E　52. B　53. A　54. C　55. E　56. C　57. B　58. D　59. B　60. C

61. C　62. C　63. A　64. C　65. D　66. B　67. B　68. D　69. B　70. B

71. B

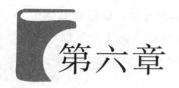

第六章

消化与吸收

第一节 消化生理概述

基础知识归纳总结

食物在消化道内被分解为可吸收的小分子物质的过程,称为消化。经消化后的营养成分透过消化道黏膜进入血液或淋巴液的过程,称为吸收。

一、消化道平滑肌的特性

消化道平滑肌的一般生理特性:兴奋性较低,收缩缓慢;自律性较慢且不规则;具有紧张性;富有伸展性;对电刺激较不敏感,而对机械牵拉、温度和化学性刺激敏感。

消化道平滑肌的电生理特性:慢波电位。消化道平滑肌细胞在静息电位的基础上,自发地产生周期性的轻度去极化和复极化,由于其频率较慢,故称为慢波;因慢波频率对平滑肌的收缩节律起决定性作用,故又称基本电节律。慢波起源于消化道纵行肌和环行肌之间的卡哈尔(Cajal)间质细胞,其被认为是胃肠运动的起搏细胞。

二、消化道的神经支配及其作用

(1)副交感神经:支配消化道的副交感神经主要来自迷走神经和盆神经。

(2)交感神经:支配消化道的交感神经节前纤维来自第5胸段至第2腰段脊髓侧角。

内在神经丛消化道管壁内含有两层内在的神经结构,称为肠神经系统。根据其所在位置,又分为黏膜下神经丛和肌间神经丛。构成一个完整的、相对独立的整合系统,可完成局部反射。

由于这些内分泌细胞合成和释放的多种激素主要在消化道内发挥作用,因此,把这些激素合称为胃肠激素。

第二节　胃内消化

基础知识归纳总结

一、胃液的分泌

(一)胃液的性质、成分和作用

纯净的胃液是一种无色的酸性液体,pH 0.9~1.5,主要成分有盐酸、胃蛋白酶原、黏液、内因子和碳酸氢盐。

(1)盐酸:胃液中的盐酸也称胃酸。盐酸的分泌:壁细胞上的质子泵主动分泌 H^+,Cl^- 则来自血液。

盐酸的生理作用:①激活胃蛋白酶原,并为胃蛋白酶提供适宜的酸性环境;②使食物中的蛋白质变性,从而有利于蛋白质的水解;③杀灭随食物进入胃内的细菌;④促进胰液、胆汁和小肠液分泌;⑤促进小肠对铁和钙的吸收。

(2)胃蛋白酶原:主要由胃泌酸腺的主细胞合成和分泌,进入胃腔后,在 HCl 和被激活的胃蛋白酶作用下转变成有活性的胃蛋白酶,可将蛋白质分解成胨、胨、少量多肽以及氨基酸。

(3)内因子:壁细胞分泌的糖蛋白,与进入胃内的维生素 B_{12} 结合,可保护维生素 B_{12} 免遭肠内水解酶破坏,并促进其在回肠的吸收。缺乏内因子可导致维生素 B_{12} 的吸收障碍,引起恶性贫血。

(4)黏液-碳酸氢盐:胃液中的黏液由胃黏膜表面的上皮细胞、泌酸腺、贲门腺和幽门腺的黏液细胞共同分泌,其主要成分为糖蛋白。黏液-碳酸氢盐屏障能有效地保护胃黏膜不受胃内盐酸和胃蛋白酶的损伤。胃黏膜上皮相邻的上皮细胞顶端膜之间存在的紧密连接也形成胃黏膜的屏障,可防止胃腔内的 H^+ 向黏膜扩散。胃黏膜上皮细胞的顶端膜和相邻细胞侧膜之间存在紧密连接,这种结构可防止胃腔内的 H^+ 向黏膜上皮细胞内扩散,称为胃黏膜屏障。

(二)消化期胃液分泌

(1)头期胃液分泌:引起头期胃液分泌的机制包括条件反射和非条件反射。前者是指食物的颜色、形状、气味、声音等对视觉、听觉、嗅觉器官的刺激引起的反射;后者则是当咀嚼和吞咽时,食物刺激口、咽等处的机械和化学感受器,这些感受器的信号经传入神经传到相应的中枢,迷走神经是这些反射共同的传出神经。

头期胃液分泌的主要机制是迷走神经节后纤维末梢释放 ACh,直接刺激胃腺液分泌;迷走神经节后纤维末梢也可释放促胃液素释放肽作用于胃窦部的 G 细胞,引起促胃液素释放间接促进胃液分泌。头期胃液分泌的特点是持续时间长,量多,酸度及胃蛋白酶原的含量均很高,且和食欲有很大关系。

(2)胃期胃液分泌:食物入胃后,可经 3 条途径刺激胃液分泌。

①食物直接扩张胃,刺激胃底、胃体部感受器,通过迷走-迷走神经长反射和壁内神经丛的短反射,直接或通过促胃液素间接引起胃腺分泌。

②扩张刺激幽门部的感受器,通过壁内神经丛作用于 G 细胞,引起促胃液素释放。

③食物中蛋白质的消化产物肽和氨基酸,可直接作用于 G 细胞,引起促胃液素分泌。胃期分泌的胃液量约占进食后总分泌量的 60%,酸度和胃蛋白酶原的含量也很高。

(3)肠期胃液分泌:主要通过体液因素引起。食糜进入小肠后,通过机械性和化学性刺激作用于小肠黏膜,可使其分泌一种或几种胃肠激素,通过血液循环再作用于胃。在食糜的作用下,十二指肠黏膜除了能释放促胃液素外,还能释放肠泌酸素,也能刺激胃酸分泌。肠期分泌的胃液量少,酸度不高,消化能力也不是很强。

(三)调节胃液分泌的神经和体液因素

(1)促进胃液分泌的主要因素:迷走神经、组胺、促胃液素等。
(2)抑制胃液分泌的因素:盐酸、脂肪、高张溶液等。

二、胃的运动

(一)分区

(1)头区:包括胃底和胃体的上 1/3,运动较弱,主要功能是储存食物。

(2)尾区:胃体的下 2/3 和胃窦,运动较强。

(二)胃的运动形式

(1)紧张性收缩:使胃腔内保持一定的压力,维持胃的形状和位置。

(2)容受性舒张:容纳食物,并保持胃内压相对稳定。

(3)蠕动:形成食糜并将其推入十二指肠。

(三)胃排空及其控制

(1)胃的排空:食物由胃排入十二指肠的过程称为胃排空。排空速度与食物的物理性状及化学组成有关。排空顺序:糖→蛋白质→脂肪。胃排空过程受胃十二指肠压力差、肠-胃反射等因素的影响。

(2)胃排空及其控制:①胃内因素促进胃排空——胃内的食物促进胃排空;②十二指肠内因素抑制胃排空——十二指肠内的脂肪酸和高渗状态抑制胃排空。

(3)胃排空的直接动力:胃和十二指肠内的压力差,而其原动力则为胃平滑肌的收缩。当胃运动加强使胃内压大于十二指肠内压时,便发生一次胃排空;在食糜进入十二指肠后,受十二指肠内因素的抑制,胃运动减弱而使胃排空暂停;随着胃酸被中和,食物的消化产物逐渐被吸收,对胃运动的抑制消除,胃的运动又逐渐增强,胃排空再次发生;如此反复,直至食糜全部由胃排入十二指肠。可见,胃排空是间断进行的。

(4)消化间期胃的运动:胃在空腹状态下除存在紧张性收缩外,也出现以间歇性强力收缩伴较长时间的静息期为特点的周期性运动,称为消化间期移行性复合运动(migrating motor complex,MMC)。

第三节 小肠内消化

基础知识归纳总结

小肠内消化是整个消化过程中最重要的阶段。

一、胰液的分泌

(1)胰腺的外分泌物为胰液,由胰腺的腺泡细胞和小导管管壁细胞所分泌,具有很强的消化能力。

(2)胰液的性质、成分和作用:胰液的 pH 为 7.8~8.4;HCO_3^- 的含量很高,主要作用是中和进入十二指肠的胃酸,使肠黏膜免受强酸的侵蚀,同时,也提供小肠内多种消化酶活动的最适 pH 环境(pH 7~8)。

(3)胰液中的有机物主要是多种消化酶。

①胰淀粉酶:对生的和熟的淀粉水解效率都很高。

②胰脂肪酶:可将三酰甘油分解为脂肪酸、一酰甘油和甘油。

③胰蛋白酶和糜蛋白酶:这两种酶均以无活性的酶原形式存在于胰液中。

④肠激酶:肠液中的肠激酶是激活胰蛋白酶原的特异性酶,可使胰蛋白酶原变为有活性的胰蛋白酶,已被激活的胰蛋白酶也能激活胰蛋白酶原而形成正反馈,加速其活化。此外,酸、组织液等也能使胰蛋白酶原活化。

糜蛋白酶原主要在胰蛋白酶作用下转化为有活性的糜蛋白酶。胰蛋白酶和糜蛋白酶的作用极为相似,都能分解蛋白质为䏡和胨,当两者一同作用于蛋白质时,则可将蛋白质消化为小分子多肽和游离氨基酸。

胰液由于含有水解糖、脂肪和蛋白质三类营养物质的消化酶,因此是最重要的消化液。在进食后,胰液便开始分泌。

二、调节

(一)神经调节

食物的性状、气味以及食物对口腔、食管、胃和小肠的刺激都可通过神经反射(包括条件反射和非条件反射)引起胰液分泌。反射的传出神经主要是迷走神经,其末梢释放的 ACh 直接作用于胰腺,也可通过引起促胃液素的释放间接引起胰腺分泌。

(二)体液调节

(1)促胰液素:酸性食糜进入小肠后,可刺激小肠黏膜中的 s 细胞释放促胰液素。刺激由强至弱的顺序为:盐酸→蛋白质→分解产物→脂肪酸,糖类几乎没有刺激作用。引起小肠内促胰液素释放的 pH 在 4.5 以下。促胰液素主要作用于胰腺小导管上皮细胞,使其分泌大量的水和 HCO_3^-,胰液的分泌量大大增加,而酶的含量却很低。

(2)缩胆囊素:主要作用是促进胰液中各种酶的分泌,故也称促胰酶素;它的另一重要作用是促进胆囊强烈收缩,排出胆汁。缩胆囊素对胰腺组织还有营养作用。引起缩胆囊素释放的因素由强至弱的顺序为：蛋白质分解产物→脂肪酸→盐酸→脂肪；糖类没有刺激作用。

影响胰液分泌的体液因素还有胃窦分泌的促胃液素、小肠分泌的血管活性肠肽等。促胰液素和缩胆囊素之间存在协同作用。

三、胆汁的分泌和排出

肝细胞能持续分泌胆汁。直接从肝细胞分泌的胆汁称为肝胆汁，储存在胆囊内并由胆囊排出的胆汁称为胆囊胆汁。

(1)胆汁的性质和成分：胆汁呈弱碱性(pH 7.4)。胆囊胆汁因被浓缩而颜色加深，呈深棕色，因 HCO_3^- 在胆囊中被吸收而呈弱酸性(pH 6.8)。胆汁中最重要的成分是胆盐，其主要作用是促进脂肪的消化和吸收。

(2)胆汁的作用：①促进脂肪的消化；②促进脂肪和脂溶性维生素的吸收；③中和胃酸及促进胆汁自身分泌。进入小肠的胆盐绝大部分由回肠黏膜吸收入血，通过门静脉回到肝脏再形成胆汁，这一过程称为胆盐的肠-肝循环。

四、小肠液的分泌

小肠液的 pH 约为 7.6，大量的小肠液可稀释消化产物，有利于吸收。由小肠腺分泌的酶只有肠激酶一种。食糜对局部黏膜的机械性刺激和化学性刺激均可引起小肠液分泌。小肠黏膜通过肠神经丛的局部反射对扩张性刺激进行反应。

五、小肠的运动形式

小肠的运动形式有紧张性收缩、分节运动和蠕动。小肠的运动主要受肌间神经丛的调节。

第四节　吸收

基础知识归纳总结

(1)钠的吸收:小肠每天吸收钠 $25\sim30$ g,其中摄入的钠 $5\sim8$ g,其余为消化液中的钠。钠是主动吸收的,即由肠上皮细胞基底侧膜上钠泵的活动所造成的细胞内低钠浓度,促进肠腔内的 Na^+ 顺浓度差进入细胞内。

(2)铁的吸收:人每天吸收铁约 1 mg,仅为每天摄入膳食铁的 5％左右。食物中的铁主要是 Fe^{3+},易与小肠分泌液中的负离子形成不溶性的盐,故不易吸收,但其在酸性环境中易于溶解,所以,胃酸可促进铁的吸收。当胃酸缺乏时,铁的吸收减少,易出现缺铁性贫血。维生素 C 可将 Fe^{3+} 还原为 Fe^{2+},可促进铁的吸收。铁主要在十二指肠和空肠内被吸收。在绒毛上皮细胞质中,被转运至细胞内的 Fe^{2+} 经基底侧膜上的运铁蛋白受体的介导,再转运至细胞外间隙,与其中的转铁蛋白结合形成复合物,然后从细胞外液扩散入血。

(3)钙的吸收:从食物中摄入的钙,30％～50％在肠内被吸收。Ca^{2+} 可通过小肠绒毛上皮细胞刷状缘膜上的钙通道顺电-化学梯度进入胞质,再通过基底膜上的 Ca^{2+}-H^+-ATP 酶(钙泵)及钙-钠交换进入血中。

(4)糖的吸收:食物中的糖类必须被分解为单糖才能被吸收。肠道中的单糖主要是葡萄糖、半乳糖和果糖,通过继发性主动转运过程被吸收,当肠腔内 Na^+ 浓度较高时,Na^+、葡萄糖与肠绒毛上皮细胞的顶端膜上的载体结合形成复合物,被转运至细胞内,葡萄糖与 Na^+ 在细胞内分离,葡萄糖则以易化扩散方式通过基底膜扩散到组织间隙,再扩散入血。

(5)蛋白质的吸收:以氨基酸二肽或三肽的形式被吸收。其吸收的机制与葡萄糖相似,也是通过继发性主动转运而被吸收的。进入细胞内的二肽和三肽被细胞内的二肽酶和三肽酶进一步分解为氨基酸,再吸收入血。

(6)脂类的吸收:脂类吸收的主要形式是甘油一酯、甘油、游离脂肪酸和胆固醇。其中,甘油溶于水,同单糖一起被吸收。其余的脂类与胆盐结合形成水溶性的混合微胶粒。混合微胶粒通过覆盖在小肠刷状缘表面的液体层到达微绒毛,释放出其内的脂类消化产物。后者则顺浓度梯度扩散入肠上皮细胞,胆盐则留在肠腔内,形成新的混合微胶粒,反复转运脂类消化产物,最后在回肠被吸收。脂类消化产物进入肠上皮细胞后,其长链脂肪酸和甘油一酯重新合成甘油三酯,胆固醇被酯化为胆固醇酯。甘油三酯和胆固醇酯与细胞内的载脂蛋白形成乳糜微滴,然后进入淋巴,中、短链脂肪酸则直接进入血液。

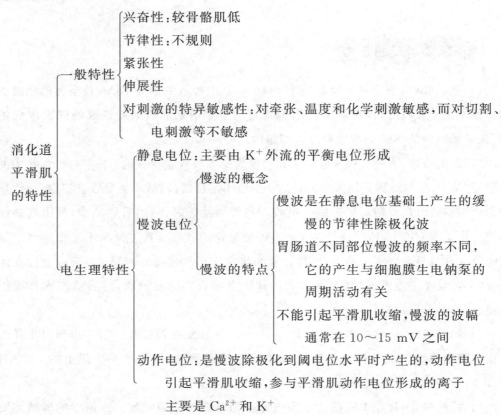

消化道平滑肌的特性

一般特性
- 兴奋性:较骨骼肌低
- 节律性:不规则
- 紧张性
- 伸展性
- 对刺激的特异敏感性:对牵张、温度和化学刺激敏感,而对切割、电刺激等不敏感

电生理特性
- 静息电位:主要由 K^+ 外流的平衡电位形成
- 慢波电位
  - 慢波的概念
  - 慢波是在静息电位基础上产生的缓慢的节律性除极化波
  - 慢波的特点
    - 胃肠道不同部位慢波的频率不同,它的产生与细胞膜生电钠泵的周期活动有关
    - 不能引起平滑肌收缩,慢波的波幅通常在 $10\sim15$ mV 之间
- 动作电位:是慢波除极化到阈电位水平时产生的,动作电位引起平滑肌收缩,参与平滑肌动作电位形成的离子主要是 Ca^{2+} 和 K^+

胃液的成分及作用
├─ 盐酸（胃酸）
│ ├─ 胃酸的分泌：由壁细胞分泌
│ ├─ 基础酸排出量为 0.5 mmol/L，最大酸排出量为 20～25 mmol/L
│ └─ 盐酸的作用
│   ├─ 激活胃蛋白酶原
│   ├─ 提供胃蛋白酶作用的酸性环境
│   ├─ 杀死进入胃内的细菌，保持胃和小肠的相对无菌状态
│   ├─ 在小肠内促进胆汁和胰液的分泌
│   └─ 有助于小肠对铁和钙的吸收
├─ 胃蛋白酶原：由泌酸腺的主细胞合成，经盐酸或已有活性的胃蛋白酶作用变成胃蛋白酶，将蛋白质分解成胨及少量多肽。该酶作用的最适 pH 值为 2，进入小肠后，酶活性丧失
├─ 黏液：由黏液细胞和上皮细胞分泌，起润滑和保护作用
└─ 内因子：由壁细胞分泌的一种糖蛋白在回肠部帮助维生素 B_{12} 吸收，其缺乏将导致恶性贫血

胰液
├─ 组成
│ ├─ 碳酸氢盐：由胰腺的小导管上皮细胞分泌，能中和进入十二指肠的胃酸，保护胃黏膜，同时为胰酶提供适宜的 pH 环境
│ ├─ 胰淀粉酶：分解淀粉为麦芽糖和麦芽寡糖
│ ├─ 胰脂肪酶：分解脂肪为甘油和脂肪酸
│ ├─ 胰蛋白酶和糜蛋白酶：分解蛋白质为多肽和氨基酸
│ └─ 核酸酶：包括 DNA 酶和 RNA 酶，分别消化 DNA 和 RNA
└─ 胰液分泌的调节
   ├─ 神经调节：食物刺激迷走神经直接引起胰液分泌，或者通过乙酰胆碱作用于 G 细胞，引起促胃液素释放，进而刺激胰腺腺泡细胞分泌胰液
   └─ 体液调节
      ├─ 促胰液素、胆囊收缩素、促胃液素和舒血管肠肽：引起含酶丰富、含水和 HCO_3^- 较少的胰液分泌
      └─ 蛋白质降解产物：引起含水和酶都丰富的胰液分泌

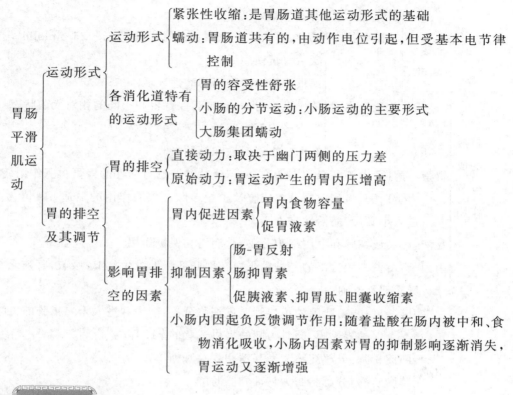

$$\text{胃肠平滑肌运动}\begin{cases}\text{运动形式}\begin{cases}\text{运动形式}\begin{cases}\text{紧张性收缩:是胃肠道其他运动形式的基础}\\\text{蠕动:胃肠道共有的,由动作电位引起,但受基本电节律控制}\end{cases}\\\text{各消化道特有的运动形式}\begin{cases}\text{胃的容受性舒张}\\\text{小肠的分节运动:小肠运动的主要形式}\\\text{大肠集团蠕动}\end{cases}\end{cases}\\\text{胃的排空及其调节}\begin{cases}\text{胃的排空}\begin{cases}\text{直接动力:取决于幽门两侧的压力差}\\\text{原始动力:胃运动产生的胃内压增高}\end{cases}\\\text{影响胃排空的因素}\begin{cases}\text{胃内促进因素}\begin{cases}\text{胃内食物容量}\\\text{促胃液素}\end{cases}\\\text{抑制因素}\begin{cases}\text{肠-胃反射}\\\text{肠抑胃素}\\\text{促胰液素、抑胃肽、胆囊收缩素}\end{cases}\\\text{小肠内因起负反馈调节作用}\end{cases}\end{cases}\end{cases}$$

运动形式
　紧张性收缩:是胃肠道其他运动形式的基础
　蠕动:胃肠道共有的,由动作电位引起,但受基本电节律控制
各消化道特有的运动形式
　胃的容受性舒张
　小肠的分节运动:小肠运动的主要形式
　大肠集团蠕动
胃的排空
　直接动力:取决于幽门两侧的压力差
　原始动力:胃运动产生的胃内压增高
影响胃排空的因素
　胃内促进因素:胃内食物容量、促胃液素
　抑制因素:肠-胃反射、肠抑胃素、促胰液素、抑胃肽、胆囊收缩素
　小肠内因起负反馈调节作用:随着盐酸在肠内被中和、食物消化吸收,小肠内因素对胃的抑制影响逐渐消失,胃运动又逐渐增强

知识拓展

婴儿肠绞痛

　　婴儿肠绞痛是2～7周婴儿的常见病,发生率为 16%～26%。典型的表现为突然发作的、剧烈的、不易安抚的哭闹,可持续2～3小时,也可阵发性发作。哭时婴儿面部渐红,口周苍白,腹部胀而紧张,双腿向上卷起,双足发凉,双手紧握,最终以哭得力竭、排气或排便而停止。

　　婴儿肠绞痛主要是由婴儿肠壁平滑肌强烈收缩或肠胀气引起的疼痛,是小儿急性腹痛中最常见的一种。

习 题

一、单项选择题

1. 关于唾液的叙述,错误的是( )。

A.每天分泌量为 1～1.5 L   B.具有杀菌作用

C.能清洁和保护口腔   D.可分解淀粉

E.唾液呈碱性

2. 在人的唾液中含有的酶是( )。

A.脂肪酶   B.肽酶

C.蛋白酶   D.淀粉酶和溶菌酶

E.淀粉酶

3. 消化管共有的运动形式是( )。

A.紧张性收缩   B.容受性舒张   C.蠕动   D.分节运动   E.集团蠕动

4. 关于胃液的叙述,错误的是( )。

A.无色酸性液体   B.每日分泌量为 1.5～2.5 L

C.pH 为 0.9～1.5   D.包括盐酸等物质

E.胃液呈碱性

5. 内因子跟下列哪种物质吸收有关?( )。

A.维生素 B_1 B.维生素 B_2 C.维生素 B_6 D.维生素 B_{12} E.胰多肽

6. 食物入胃约( )分钟,胃开始蠕动。

A.5   B.10   C.15   D.30   E.20

7. 关于胃的排空速度,正确的是( )。

A.糖最快,蛋白质次之,脂肪最慢   B.蛋白质最快,糖次之,脂肪最慢

C.糖最快,脂肪次之,蛋白质最慢   D.脂肪最快,蛋白质次之,糖最慢

E.脂肪最快,糖次之,蛋白质最慢

8. 关于消化和吸收的叙述,错误的是( )。

A.食物被加工、分解的过程,属于消化

B.大分子物质可被吸收入血

C.小分子物质被转运入血或淋巴液的过程,属于吸收

D.消化分为机械性和化学性

E.消化在先,吸收在后

9. 胃的特有运动形式是( )。

A.紧张性收缩　　B.容受性舒张　　C.蠕动　　　　　　D.分节运动　　　E.集团蠕动

10. 小肠的特有运动形式是( )。

A.紧张性收缩　　B.容受性舒张　　C.分节运动　　　D.蠕动　　　　　E.集团蠕动

11. 营养物质的消化吸收主要发生在( )。

A.大肠　　　　　B.小肠　　　　　C.口腔　　　　　D.胃　　　　　E.食管

12. 混合食物由胃完全排空通常需要( )。

A.1～1.5 h　　　B.2～3 h　　　C.4～6 h　　　　D.7～8 h　　　E.12～24 h

13. 消化液中最重要的是( )。

A.唾液　　　　　B.胃液　　　　　C.胆汁　　　　　D.胰液　　　　E.小肠液

14. 消化能力最强的消化液是( )。

A.唾液　　　　　B.胃液　　　　　C.胆汁　　　　　D.胰液　　　　E.小肠液

15. 含消化酶种类最多的消化液是( )。

A.唾液　　　　　B.胃液　　　　　C.胆汁　　　　　D.胰液　　　　E.小肠液

16. 不含有消化酶的消化液是( )。

A.唾液　　　　　B.胃液　　　　　C.胆汁　　　　　D.胰液　　　　E.小肠液

17. 胆汁中参与消化的物质是( )。

A.唾液　　　　　B.胃液　　　　　C.胆盐　　　　　D.胰液　　　　E.小肠液

18. 与脂肪的消化、吸收有关的消化液是( )。

A.唾液　　　　　B.胃液　　　　　C.胆汁　　　　　D.胰液　　　　E.小肠液

19. 交感神经兴奋可使( )。

A.胃肠运动加强　　　　　　B.胃排空加快

C.胆囊舒张　　　　　　　　D.消化腺分泌减少

E.括约肌舒张

20. 副交感神经兴奋可使( )。

A.胃肠运动加强　　　　　　B.胃排空减慢

C.胆囊舒张　　　　　　　　D.消化腺分泌减少

E.括约肌收缩

21. 消化道平滑肌的自动节律性和紧张性主要依赖于( )。

A.食物消化产物的刺激作用　　B.交感神经的支配

C.副交感神经的支配　　　　　D.壁内神经丛的作用

E.平滑肌本身的特性

22. 形成消化道平滑肌静息电位的主要离子是( )。

A.Cl^-　　　　　B.K^+　　　　　C.Na^+　　　　D.Ca^{2+}　　　　E.Mg^{2+}

23. 消化道平滑肌的慢波起源于（　　　）。

　　A.纵行肌层　　　　　　　　B.Cajal 间质细胞

　　C.环行肌层　　　　　　　　D.浆膜层

　　E.黏膜层

24. 对胃肠平滑肌收缩节律起决定性作用的是（　　　）。

　　A.静息电位的数值　　　　　B.动作电位的幅度

　　C.动作电位的频率　　　　　D.慢波的频率

　　E.平滑肌本身的节律

25. 消化道平滑肌细胞动作电位去极化相主要依赖的离子是（　　　）。

　　A.Na^+ 内流　　　　　　　　B.K^+ 内流

　　C.Ca^{2+} 内流　　　　　　　　D.Ca^{2+} 与 K^+ 内流

　　E.K^+ 与 Na^+ 内流

26. 关于消化道平滑肌慢波的叙述,错误的是（　　　）。

　　A.在胃肠不收缩的情况下,也可记录到慢波电位

　　B.慢波的波幅和频率与平滑肌组织的种类无关

　　C.慢波起源于纵行肌和环行肌之间的 Cajal 间质细胞

　　D.慢波的产生是肌源性的

　　E.动作电位在慢波去极化的基础上发生

27. 消化腺细胞分泌消化液的形式是（　　　）。

　　A.单纯扩散　　B.主动转运　　C.易化扩散　　D.出胞作用　　E.被动转运

28. 支配消化道的交感神经末梢释放的神经递质是（　　　）。

　　A.多巴胺　　　　　　　　　B.去甲肾上腺素

　　C.乙酰胆碱　　　　　　　　D.γ-氨基丁酸

　　E.肾上腺素

29. 刺激交感神经对胃肠道的影响是（　　　）。

　　A.胃肠运动抑制,分泌抑制　　B.胃肠运动增强,分泌增强

　　C.胃肠运动增强,分泌抑制　　D.胃肠运动抑制,分泌增强

　　E.胃肠运动增强,分泌无明显变化

30. 人体内最大、最复杂的内分泌器官是（　　　）。

　　A.甲状腺　　B.脑垂体　　C.下丘脑　　　D.性腺　　　　E.消化道

31. 引起促胰液素释放作用最强的物质是（　　　）。

　　A.葡萄糖　　　　　　　　　B.HCl

　　C.脂酸钠　　　　　　　　　D.淀粉

　　E.蛋白质分解产物

32. 下列哪种物质不是消化道内分泌细胞分泌的(　　)。

　　A.生长抑素　　　　B.生长激素　　　C.P 物质　　　　　D.胰多肽　　　　E.胰高血糖素

33. 胃液分泌的描述,哪一项是错误的(　　)。

　　A.主细胞分泌胃蛋白酶和内因子

　　B.壁细胞分泌盐酸

　　C.黏液细胞分泌黏液

　　D.幽门腺分泌黏液

　　E.壁细胞分泌内因子

34. 关于胃酸分泌的描述,错误的是(　　)。

　　A.壁细胞分泌

　　B.需要消耗能量

　　C.质子泵在 H^+ 分泌中起关键作用

　　D.H^+ 的分泌与 K^+ 的细胞内转运相耦联

　　E.壁细胞分泌 HCO_3^- 增多时,血浆 pH 将下降

35. 胃蛋白酶原转变成胃蛋白酶的激活物为(　　)。

　　A.Cl^-　　　　　　B.Na^+　　　　　C.HCl　　　　　D.K^+　　　　　E.内因子

36. 胃黏膜屏障的作用是(　　)。

　　A.防止胃蛋白酶消化胃黏膜

　　B.防止 Cl^- 由胃腔侵入黏膜

　　C.防止 Ca^{2+} 从黏膜向胃肠弥散

　　D.防止 H^+ 由胃腔侵入黏膜

　　E.防止 Na^+ 从黏膜向胃肠弥散

37. 进食引起的胃液分泌属于(　　)。

　　A.神经调节　　　　　　　　B.体液调节

　　C.神经和体液双重调节　　　D.正反馈调节

　　E.负反馈调节

38. 头期胃液分泌的特点是(　　)。

　　A.酸度高,胃蛋白酶含量尤其低

　　B.酸度低,胃蛋白酶含量尤其高

　　C.酸度及胃蛋白酶含量均高

　　D.酸度及胃蛋白酶含量低

　　E.分泌量很少,消化力很低

39. 关于胃期胃液分泌的调节描述,错误的是(　　)。

　　A.扩张刺激胃底胃体,通过迷走-迷走长反射

B.扩张刺激胃底胃体,通过壁内神经丛短反射

C.蛋白质消化产物引起促胃液素释放

D.盐酸进入小肠引起促胃液素释放

E.盐酸进入十二指肠抑制胃液分泌

40. 不能刺激胃酸分泌的是(　　　)。

A.迷走-迷走反射　　　　　　　　B.壁内神经丛短反射

C.食物机械扩张刺激胃幽门部　　D.促胰液素

E.促胃液素

41. 可以促进胃酸分泌的内源性物质是(　　　)。

A.促胰液素　　　　　　　　B.抑胃肽

C.ACh　　　　　　　　　　D.表皮生长因子

E.生长抑素

42. 哪一项不能引起促胃液素分泌增多(　　　)。

A.食物刺激小肠上端黏膜　　B.扩张刺激幽门部黏膜

C.肉汤灌注幽门部黏膜　　　D.盐酸灌注幽门部黏膜

E.刺激迷走神经

43. 关于促胃液素对胃作用的描述,错误的是(　　　)。

A.刺激壁细胞分泌大量盐酸

B.促进胃腺黏液细胞分泌大量黏液

C.促进胃黏膜生长

D.促进胃的运动

E.对主细胞分泌胃蛋白酶原有轻度刺激作用

44. 胃容受性舒张是通过哪一途径实现的(　　　)。

A.交感神经兴奋

B.迷走神经引起胃黏膜释放前列腺素

C.迷走神经末梢释放肽类物质

D.迷走神经末梢释放 ACh

E.壁内神经丛兴奋

45. 胃特有的运动形式是(　　　)。

A.紧张性收缩　　　　　　　　B.容受性舒张

C.蠕动　　　　　　　　　　　D.分节运动

E.集团蠕动

46. 关于消化道运动的作用,错误的是(　　　)。

A.磨碎食物

B.使食物与消化液充分混合

C.使食物大分子水解成小分子

D.向消化道远端推送食物

E.使消化管内保持一定压力

47. 三大营养物质经胃排空的速度由快至慢的排列顺序是（　　）。

A.糖类、蛋白质、脂肪　　　　　　B.蛋白质、脂肪、糖类

C.脂肪、糖类、蛋白质　　　　　　D.蛋白质、糖类、脂肪

E.糖类、脂肪、蛋白质

48. 关于胃排空的叙述，错误的是（　　）。

A.胃的蠕动是胃排空的动力

B.迷走神经兴奋促进胃排空

C.液体食物排空速度快于固体食物

D.糖类食物排空最快，蛋白质最慢

E.混合性食物在进餐后 6 小时完全排空

49. 关于胃排空的描述哪一项是错误的（　　）。

A.胃内食糜由胃排入十二指肠的过程称为胃排空

B.胃排空是连续进行的

C.胃排空取决于幽门两侧的压力差

D.胃排空受十二指肠内容物 pH 的影响

E.胃排空速度与胃内容物的体积成直线关系

50. 引起胰蛋白酶原活化最主要的物质是（　　）。

A.组织液　　　　　　　　　　B.肠激酶

C.胰蛋白酶原本身　　　　　　D.盐酸

E.糜蛋白酶

51. 糜蛋白酶原的激活依赖于（　　）。

A.胰蛋白酶　　　　　　　　B.HCO_3^-

C.HCl　　　　　　　　　　　D.组织液

E.肠激酶

52. 对脂肪、蛋白质消化作用最强的消化液是（　　）。

A.唾液　　　　　B.胃液　　　　　C.胰液　　　　　D.胆汁　　　　　E.小肠液

53. 迷走神经兴奋引起胰液分泌的特点是（　　）。

A.水少，碳酸氢盐和酶含量丰富

B.水和碳酸氢盐的含量少，酶含量丰富

C.水多，碳酸氢盐和酶含量也丰富

D.水少,碳酸氢盐和酶含量也少

E.水和碳酸氢盐的含量多,酶含量少

54. 使促胰液素释放的因素由强到弱的顺序为(　　　)。

A.脂肪酸、蛋白质分解产物、盐酸

B.蛋白质分解产物、脂肪酸、盐

C.盐酸、蛋白质分解产物、脂肪酸

D.盐酸、脂肪酸、蛋白质分解产物

E.蛋白质分解产物、盐酸、脂肪酸

55. 关于胰液分泌的调节,错误的是(　　　)。

A.在非消化期,胰液基本上不分泌

B.食物是促进胰液分泌的自然因素

C.体液因素主要是促胰液素和胆囊收缩素

D.迷走神经兴奋,促胰液素分泌增多

E.胰腺分泌受神经与体液调节的双重控制,且以神经调节为主

56. 促胰液素能促进胰腺分泌(　　　)。

A.大量水和碳酸氢盐,酶含量较少

B.少量水和碳酸氢盐,酶的含量也很少

C.少量水和碳酸氢盐,酶的含量很丰富

D.大量水,而碳酸氢盐和酶的含量很少

E.大量的碳酸氢盐,水和酶含量也丰富

57. 酸性食糜进入小肠引起大量胰液分泌的主要机制是(　　　)。

A.交感神经兴奋

B.迷走神经兴奋

C.小肠黏膜释放促胃液素

D.小肠黏膜释放促胰液素

E.小肠黏膜释放缩胆囊素

58. 关于胰腺分泌 HCO_3^- ,错误的是(　　　)。

A.由胰腺内小导管上皮细胞分泌

B.为胰酶提供适宜的作用环境

C.防止盐酸对十二指肠黏膜的侵蚀

D.缩胆囊素可引起 HCO_3^- 大量分泌

E.胃酸进入十二指肠后可间接刺激 HCO_3^- 的分泌

59. 下列哪种物质不属于胆汁的成分(　　　)。

A.电解质　　　　B.胆酸盐　　　　C.脂肪酶　　　　D.胆固醇　　　　E.胆色素

60. 食物通过消化道时,在哪一部位停留时间最长(　　)。

A.食管　　　　B.胃　　　　　C.小肠　　　　D.结肠　　　　E.直肠

61. 不是促胃液素的作用的是(　　)。

A.促进胃酸分泌　　　　　　　B.与缩胆囊素有协同作用

C.促进肝细胞分泌胆汁　　　　D.促进小肠液的分泌

E.促进胃液中水和 HCO_3^- 的大量分泌

62. 关于分节运动的叙述,错误的是(　　)。

A.是小肠所特有的

B.分节运动存在频率梯度

C.空腹时即有明显的分节运动

D.是一种以环形肌为主的节律性舒缩活动

E.食糜刺激使分节运动增多

63. 胆汁的主要作用是(　　)。

A.促进淀粉水解　　　　　　B.激活胰蛋白酶原

C.杀灭细菌　　　　　　　　D.中和胃液

E.促进脂肪的消化和吸收

64. 下列关于胃酸的生理作用的叙述,错误的是(　　)。

A.盐酸进入小肠后,可促进胰液、肠液、胆汁的分泌

B.可使食物中的蛋白质变性而易于分解

C.可杀死随食物进入胃内的细菌

D.可促进维生素 B_{12} 的吸收

E.能激活胃蛋白酶原,提供胃蛋白酶所需的酸性环境

65. 下列关于胆汁的生理作用的描述,错误的是(　　)。

A.胆盐、胆固醇、卵磷脂都可乳化脂肪

B.胆汁可与脂肪酸结合,促进脂肪酸的吸收

C.胆汁可促进水溶性维生素的吸收

D.胆汁可以促进脂肪的消化与吸收

E.胆汁在十二指肠内可中和一部分胃酸

66. 三大营养物质的消化产物大部分被吸收的部位是(　　)。

A.十二指肠　　　　　　　　B.空肠及回肠

C.十二指肠及空肠　　　　　D.十二指肠及回肠

E.回肠

67. 小肠对糖的选择性吸收表现在各种单糖的吸收速度不同,吸收最快的是(　　)。

A.核糖　　　　B.半乳糖　　　　C.糖　　　　D.木糖　　　　E.甘露醇

68. 果糖在小肠的吸收机制是（　　）。

A.渗透和滤过　　B.主动转运　　　C.入胞作用　　　D.单纯扩散　　　E.易化扩散

69. 氨基酸和葡萄糖在小肠的吸收机制是（　　）。

A.渗透和滤过　　　　　　B.原发性主动转运

C.入胞作用　　　　　　　D.继发性主动转运

E.易化扩散

70. 下列哪项不利于铁的吸收（　　）。

A.胃酸　　　　　　　　　B.高铁

C.维生素 C　　　　　　　D.二价金属转运体

E.铁转运蛋白 1

71. 吸收铁的主要部位是（　　）。

A.胃底部　　　B.胃窦部　　　C.结肠　　　D.回肠　　　E.小肠上部

72. 胆汁可促进（　　）。

A.钙、铁的吸收　　　　　B.蛋白质的吸收

C.糖的吸收　　　　　　　D.维生素 E 的吸收

E.维生素 B_{12} 的吸收

73. 胆汁可以促进脂肪的消化和吸收,是因为其含有（　　）。

A.胆盐　　　B.胆红素　　　C.胆固醇　　　D.胆绿素　　　E.脂肪酶

二、多项选择题

1. 吸收的主要部位在小肠,原因有（　　）。

A.食物在小肠内停留时间长

B.小肠长度长,肠壁厚

C.小肠黏膜中有丰富的毛细血管和毛细淋巴管

D.食物在小肠内已被分解为易吸收的小分子物质

E.小肠吸收面积大

参考答案

一、单项选择题

1. E　2. D　3. A　4. E　5. D　6. A　7. A　8. B　9. B　10. C

11. B　12. C　13. D　14. D　15. D　16. C　17. C　18. C　19. D　20. A

21. E　22. B　23. B　24. D　25. C　26. B　27. B　28. B　29. A　30. E

31. B　32. B　33. A　34. E　35. C　36. D　37. C　38. C　39. D　40. D

41. C　42. D　43. B　44. C　45. B　46. C　47. A　48. D　49. B　50. B

51. A　52. C　53. B　54. C　55. D　56. A　57. D　58. D　59. C　60. C

61. E　62. C　63. E　64. D　65. C　66. C　67. B　68. E　69. D　70. B

71. E　72. D　73. A

二、多项选择题

1. ABCDE

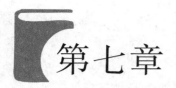

第七章

能量代谢和体温

第一节　能量代谢

基础知识归纳总结

基础代谢
- 相关概念
  - 单位时间内的基础代谢称为基础代谢率(BMR)
  - BMR 的单位是 $kJ/(m^2 \cdot h)$
  - 基础代谢是指人体在基础状态下的能量代谢
  - 基础代谢率的测定一般在基础状态下进行
  - 正常变动范围是 $\pm 15\%$
  - 基础状态是指人体处在清醒、静卧,不受肌肉活动、环境温度、食物的特殊动力作用及精神紧张等因素影响时的状态
- 影响基础代谢的有关因素
  - 影响能量代谢的因素必然影响基础代谢率
  - 体表面积、性别、年龄不同,基础代谢率也不同
    - 年龄越大,BMR 越低
    - 体温每升高 1 ℃,BMR 将升高 13%
    - BMR 同体表面积之间具有比例关系
    - 男子高于女子

能量代谢是指在生物体内物质代谢过程中伴随发生的能量释放、转移、储存和利用。

一、能量代谢的有关概念

(1)食物的热价:将 1 g 某种食物氧化(或在体外燃烧)时所释放的能量称为这种食物的热价。食物的热价分为生物热价和物理热价,分别指食物在体内氧化和在体外燃烧时释放的能量。糖和脂肪在体内、体外均能彻底氧化分解,生成 CO_2 和 H_2O,其生物热价和物理热价相同。蛋白质在体内不能被彻底氧化,部分代谢产物如尿素、尿酸、肌酐等分子中包含的热量随尿液排出体外,故其生物热价小于物理热价。

(2)食物的氧热价:把某种食物氧化时消耗 1 L O_2 所产生的热量称为这种食物的氧热价。氧热价反映了物质氧化时的耗氧量和产热量之间的关系。

(3)呼吸商:将一定时间内机体呼出的 CO_2 量与吸入的 O_2 量的比值称为呼吸商(respiration quotient,RQ)。葡萄糖、蛋白质和脂肪的呼吸商分别为 1.00、0.80 和 0.71。普通混合膳食的呼吸商约为 0.85。

二、影响能量代谢的因素

影响能量代谢的主要因素如下所示。

(1)肌肉活动。

(2)环境温度:人在安静状态下,处于 20~30 ℃的环境中,能量代谢率最为稳定。环境温度过低,可使机体的肌肉紧张度增加或发生战栗,代谢率增高。高温可使体内化学反应的速度加快、发汗功能旺盛以及呼吸、循环功能增强,也能提高代谢率。

(3)精神活动。

(4)食物的特殊动力效应:人在进食之后的一段时间内,即使在安静状态下,也会出现一过性的代谢量增加,一般从进食后 1 小时左右开始,延续 7~8 小时。食物的这种刺激机体产生额外能量消耗的作用,称为食物的特殊动力效应。蛋白质、糖和脂肪的特殊动力效应分别为 30%、6% 和 4%,混合性食物为 10%。

(5)体内调控能量代谢的神经、体液因素:下丘脑可调控摄食行为,体内的多种激素可调节营养物质的消化吸收及代谢过程,进而影响机体的能量代谢。其中,甲状腺激素的作用最显著,可提高绝大多数组织的耗氧量和产热量。

三、基础代谢

(1)基础代谢是指基础状态下的能量代谢。

(2)基础代谢率(basal metabolic rate,BMR)是指单位时间内的基础代谢量。

(3)测量基础代谢的条件:测定基础代谢时应在清醒,静卧,无肌紧张,至少 2 小时无剧烈运动,无精神紧张,食后 12～14 小时,室温保持在 20～25 ℃的条件下进行。BMR是人体在清醒时最低的能量消耗量。BMR 随性别、年龄的不同而有差异。BMR 判定标准通常采用实测值与正常平均值比较,相差在±15％以内均属正常。若差值超过±20％则多为病理性变化,甲状腺功能异常等很多疾病伴有 BMR 的改变。临床上将静息能量消耗作为给重症患者制订营养支持计划的依据。

第二节 体温及其调节

基础知识归纳总结

体温的正常变动
- 定义及正常值
  - 定义:体温指平均深部温度
  - 腋窝温:36～37.4 ℃
  - 正常值口腔温:36.6～37.6 ℃
  - 直肠温:36.9～37.9 ℃
- 影响因素
  - 昼夜变化:清晨最低,午后最高,变化范围小于 1 ℃
  - 性别
    - 女性＞男性
    - 月经周期中体温的变化与孕激素的水平有关
      - 排卵期下降
      - 排卵日体温最低
      - 排卵后上升
      - 至月经前 1～2 天体温下降
  - 其他:年龄、肌肉活动、环境温度、精神活动等可影响体温

体温的调节
- 温度感受器
  - 外周温度感受器:分布于全身皮肤和内脏黏膜上
  - 中枢温度感受器:为下丘脑、脑干网状结构,以及脊髓中的一些对温度敏感的神经元
- 体温调定点学说
  - 主要观点:在下丘脑的视前区-下丘脑前部有一调定点的部位,它的活动有一定的阈值
  - 此学说认为:细菌所致的发热是由于视前区-下丘脑前部中的热敏神经元的阈值受到了致热源的作用而升高,调定点上移的结果
  - 5-羟色胺:升高体温
  - 单胺物质对体温调节的作用
  - 去甲肾上腺素:降低体温

一、体温

(1)正常范围分别为:直肠温度 36.9～37.9 ℃;口腔温度 36.3～37.2 ℃;腋下温度 36.0～37.4 ℃。

(2)体温的正常变动:人的体温在生理情况下变动幅度一般不超过 1 ℃。

(3)体温的日节律:在一昼夜之间,体温呈现周期性波动,清晨 2—6 时体温最低,午后 1—6 时最高。这种昼夜周期性波动称为体温的日节律。

(4)性别的影响:成年女性的体温平均高于男性 0.3 ℃。育龄期女性的基础体温随月经周期而变化,排卵前较低,排卵日最低,排卵后升高。这种周期现象与体内孕激素水平的变化有关。

(5)年龄的影响:新生儿,特别是早产儿,由于体温调节中枢尚未发育成熟,其体温易受外界温度的影响;老年人体温偏低。

(7)运动及其他:肌肉活动时由于代谢增强,产热量增加,故体温升高;此外,情绪激动、精神紧张等都会对体温产生影响。

正常情况下,人的体温是相对稳定的,体温升高或降低超过某一界限时将危及生命。当脑温升高超过 42 ℃时,脑功能将严重受损;体温超过 44～45 ℃时,体内蛋白质将发生不可逆变性而致死。反之,当体温低于 34 ℃时,会出现意识障碍;低于 30 ℃时,可发生心室纤维性颤动。

二、机体的产热反应和散热反应

恒温动物之所以能维持体温相对稳定,是因为产热和散热两个生理反应过程在体温调节机构控制下取得动态平衡。

(一)产热反应

主要产热器官:机体安静时的热量主要来自内脏器官的代谢,其中肝脏的代谢最旺盛;在劳动或运动时,骨骼肌是主要产热器官。

(二)散热反应

1. 散热部位

人体的主要散热部位是皮肤,少部分体热则随气、尿、粪等排泄物排出体外。

2. 散热方式

(1)辐射散热:人体以热射线的形式将体热传给外界较冷物质的一种散热方式。辐射散热量取决于皮肤与周围环境的温度差和机体的有效散热面积。

（2）传导散热：机体的热量直接传给与之接触的温度较低物体的一种散热方式。传导散热量取决于皮肤与接触物体的温度差、接触面积以及与皮肤接触物体的导热性能。

（3）对流散热：通过气体流动而实现热量交换的一种散热方式。对流散热实际上是传导散热的一种特殊形式。对流散热量取决于皮肤与周围环境的温度差、机体的有效散热面积及风速。

（4）蒸发散热：水分从体表汽化时吸收热量而散发体热的方式。当环境温度等于或高于皮肤温度时，蒸发是唯一有效的散热形式。蒸发散热可分为不感蒸发和出汗两种。

①不感蒸发：从皮肤和呼吸道不断地有水分渗出而蒸发，不被人们察觉，与汗腺的活动无关。

②出汗：汗腺主动分泌汗液的过程。汗液是低渗液体，当机体大量出汗时可因失水大于失盐而发生高渗性脱水。蒸发散热主要与小汗腺活动有关。

大部分汗腺受交感胆碱能纤维支配，乙酰胆碱有促进汗腺分泌的作用。由温热刺激引起汗腺分泌称为温热性出汗，控制温热性出汗的中枢位于下丘脑的体温调节中枢。在情绪激动或精神紧张时，反射性地引起由交感肾上腺素能纤维支配的，主要分布在手掌、足跖、前额等部位的汗腺分泌汗液，称为精神性出汗，其中枢位于大脑皮质的运动区。

3. 散热反应的调节

交感神经可控制皮肤血管的口径，调节皮肤的血流量，改变皮肤温度，进而影响辐射、传导和对流的散热量。

三、体温调节

体温调节的基本方式：主要有自主性体温调节和行为性体温调节两种方式。

（一）自主性体温调节

（1）自主性体温调节：在体温调节中枢的控制下，通过增减皮肤的血流量、出汗、战栗、改变代谢水平等生理性调节反应形式，来维持产热和散热的动态平衡，主要通过反馈控制系统达到维持体温相对稳定的目的。

（2）温度感受器：

①外周温度感受器：分布于全身的皮肤、黏膜、腹腔内脏等处的温度感受器，可分为热感受器和冷感受器两种，分别感受局部温度升高和降低。在皮肤，冷感受器较多。

②中枢温度感受器：在下丘脑、延髓、脑干网状结构、脊髓等中枢部位分布的温度敏感神经元，分为热敏神经元和冷敏神经元，分别在局部温度升高和降低时放电频率增加。在下丘脑，体温调节中枢的热敏神经元居多。

（3）体温调节中枢：整合机构的中心部位是视前区-下丘脑前部（PO/AH），其中的温度敏感神经元既感受局部组织温度变化，还能对下丘脑以外的中枢和外周传入的温度变化信息进行整合处理。此外，在致热原或一些化学物质的作用下可诱发体温调节反应。若破坏PO/AH，与体温调节有关的散热和产热反应都明显减弱或消失。

（4）体温调定点学说：体温的调节类似于恒温器的工作原理，PO/AH温度敏感神经元的温度敏感特性决定了体温调定点水平，一般认为，人的正常体温调定点为37 ℃。当体温与调定点的水平一致时，机体的产热量与散热量取得平衡；当体温高于调定点水平时，体温调节中枢使产热活动降低，散热活动加强；反之，当体温低于调定点水平时，产热活动加强，散热活动降低，直到体温回到调定点水平。

（二）行为性体温调节

行为性体温调节是指机体有意识地进行的有利于建立体热平衡的行为活动，机体产生的体温调节行为是依据温热的舒适感决定的。

行为性体温调节是变温动物的重要体温调节手段，也是恒温动物体温调节过程中的重要一环。一般当环境温度变化时，恒温动物首先采取行为性体温调节，若其行为活动仍不能维持正常体温，则机体将启动自主性体温调节系统。

知识拓展

如何护理重症中暑病人

中暑是机体在高温、高湿和低风速的环境中过久，体热不能及时散发出去，引起体温调节功能障碍，水、电解质代谢紊乱及神经系统功能损害等症状的一组疾病。临床上如何护理重症中暑病人呢？主要有以下几点：

（1）采取正确的降温措施。将病人迅速转移到通风良好的低温环境中，室温控制在22～25 ℃，取平卧位，解开或脱去衣服，采取物理降温措施，如冷水擦浴、浸入27～30 ℃水中、冰盐水灌胃或直肠灌洗。当体温降低至38 ℃时停止降温。

（2）对症处理。保持气道畅通，充分给氧，迅速建立静脉通路，补充血容量，纠正水、电解质、酸碱失衡。

（3）仔细观察病人的状态。及时发现早期周围循环衰竭、心力衰竭、肺水肿、呼吸衰竭等症状。

（4）加强基础护理。降温过程中加强皮肤护理，预防冻伤和压疮的发生。根据病情给予流质饮食或鼻饲饮食，加强营养支持。

习　题

一、单项选择题

1. 机体能量的主要来源是（　　）。

A.蛋白质　　　　B.脂肪　　　　　C.糖类　　　　　D.氨基酸　　　　E.甘油三酯

2. 机体的直接供能物质是（　　）。

A.蛋白质　　　　B.脂肪　　　　　C.糖类　　　　　D.氨基酸　　　　E.ATP

3. 对能量代谢影响最显著的因素是（　　）。

A.环境温度　　　B.精神因素　　　C.肌肉活动　　　D.进食　　　　　E.睡眠状态

4. 环境温度在（　　）能量代谢相对稳定。

A.20～30 ℃　　B.30～40 ℃　　C.5～10 ℃　　　D.10～15 ℃　　　E.15～20 ℃

5. 进食以下哪种食物的产热量最多？（　　）。

A.蛋白质　　　　B.脂肪　　　　　C.糖类　　　　　D.氨基酸　　　　E.甘油三酯

6. 基础代谢状态的温度要求是（　　）。

A.20～30 ℃　　B.20～25 ℃　　C.5～10 ℃　　　D.10～15 ℃　　　E.15～20 ℃

7. 空腹是指（　　）未进食。

A.8 h　　　　　B.10 h　　　　　C.12 h　　　　　D.6 h　　　　　E.24 h

8. 甲状腺激素增多（　　）。

A.基础代谢加快　　　　　B.基础代谢减慢

C.基础代谢不变　　　　　D.无法定论

E.都不对

9. 通常所说的体温是指（　　）。

A.体表温度　　　B.深部温度　　　C.皮肤温度　　　D.口腔温度　　　E.腋窝温度

10. 安静状态下,产热最多的器官是（　　）。

A.心脏　　　　　B.肝脏　　　　　C.胃　　　　　　D.小肠　　　　　E.肺

11、活动状态下,主要的产热部位是（　　）。

A.心脏　　　　　B.肝脏　　　　　C.胃　　　　　　D.骨骼肌　　　　E.肺

12. 敷冰袋、戴冰帽是利用（　　）。

A.传导散热　　　B.辐射散热　　　C.对流散热　　　D.蒸发散热　　　E.发汗

13. 酒精擦浴降温属于（　　）。

A.传导散热　　　B.辐射散热　　　C.对流散热　　　D.蒸发散热　　　E.发汗

14. 电风扇是加快（　　）。

A.传导散热　　　B.辐射散热　　　C.对流散热　　　D.蒸发散热　　　E.发汗

15. 人在安静状态下,环境温度达(　　)开始发汗。

A.20 ℃　　　B.25 ℃　　　C.30 ℃　　　D.15 ℃　　　E.40 ℃

16. 中暑的易发条件不包括(　　)。

A.高温　　　　　　　　B.环境空气干燥

C.高湿　　　　　　　　D.通风差

E.湿度大

17. 测定基础代谢的条件,不包括(　　)。

A.清晨空腹　　　　　　B.睡眠状态

C.室温 20～25 ℃　　　D.昏迷

E.空腹

18. 体温调节的基本中枢是(　　)。

A.大脑皮质　　　B.中脑　　　C.下丘脑　　　D.脊髓　　　E.延髓

19. 关于体温的生理变异,错误的是(　　)。

A.清晨 2—6 时最低,午后 1—6 时最高

B.月经期和排卵日最高

C.儿童高于成年人,老年人又略低于成年人

D.情绪激动、紧张时体温会增高

E.昼夜波动幅度不超过 1 ℃

20. 安静状态下,当环境温度升高到 30 ℃ 左右时,机体的主要散热方式是(　　)。

A.辐射散热　　　B.对流散热　　　C.发汗　　　D.传导散热　　　E.不感蒸发

21. 下列哪种情况可出现基础代谢率(BMR)升高(　　)。

A.肾病综合征　　　　　B.病理性饥饿

C.肾上腺皮质功能低下　D.甲状腺功能亢进

E.脑垂体功能低下

22. 测定某人的呼吸商为 0.72,下列哪项是正确的(　　)。

A.摄入了高脂肪饮食　　B.摄入了高蛋白饮食

C.只摄入了碳水化合物　D.长期饥饿状态

E.12 小时空腹状态

23. 下列各项中对能量代谢影响最为显著的是(　　)。

A.进食　　　　　　　　B.精神紧张

C.肌肉活动　　　　　　D.环境温度为 20 ℃

E.环境温度为 30 ℃

24. 关于呼吸商的叙述哪项是错误的（　　　）。

A.糖的呼吸商为 1.00

B.脂肪的呼吸商为 0.71

C.任何情况下,呼吸商不能大于 1.00

D.是指一定时间内呼出的 CO_2 量和吸入的 O_2 量的比值

E.从非蛋白呼吸商可以推测体内氧化的糖和脂肪量的比例

25. 正常人在下列哪种情况下能量代谢水平最低（　　　）。

A.安静状态　　　B.心算　　　　　C.散步　　　　　D.劳动　　　　　E.基础状态下

26. 正常人的腋下温度、口腔温度和直肠温度由低到高的排列顺序为（　　　）。

A.直肠温度、口腔温度、腋下温度

B.直肠温度、腋下温度、口腔温度

C.腋下温度、口腔温度、直肠温度

D.腋下温度、直肠温度、口腔温度

E.口腔温度、直肠温度、腋下温度

27. 关于体温的正常生理变动哪项是正确的（　　　）。

A.新生儿体温最稳定

B.体温偏高

C.午后 1—6 时体温最低

D.通常成年女性的体温略低于男性

E.育龄期女性黄体期基础体温偏高

28. 人体在运动状态下产热量最大的是（　　　）。

A.心脏　　　　　B.肝脏　　　　　C.肾脏　　　　　D.平滑肌　　　　E.骨骼肌

29. 育龄期女性体温随月经周期发生变动,基础体温的最低点是在（　　　）。

A.月经期开始　　B.月经期结束　　C.排卵前 1 周　　D.排卵日　　　　E.黄体期

30. 在下列组织中,代谢产热功能最强的是（　　　）。

A.脑　　　　　　B.心肌　　　　　C.平滑肌　　　　D.骨骼肌　　　　E.褐色脂肪组织

31. 在 22 ℃的室温下,机体通过哪种方式散热量最大（　　　）。

A.不感蒸发　　　B.出汗　　　　　C.对流　　　　　D.辐射　　　　　E.传导

32. 当环境温度升高到高于皮肤温度时,机体有效的散热形式是（　　　）。

A.辐射　　　　　B.传导　　　　　C.对流　　　　　D.蒸发　　　　　E.辐射＋对流

33. 体温调节的重要中枢部位是（　　　）。

A.脊髓灰质侧角　　　　　　　　B.脑干网状结构

C.中脑中央灰质　　　　　　　　D.下丘脑后部

E.视前区-下丘脑前部

34. 对机体产热活动影响最大的激素是（   ）。

    A.去甲肾上腺素   B.肾上腺素

    C.甲状腺激素   D.甲状旁腺激素

    E.生长素

35. 下列哪项符合机体在炎热环境下的表现（   ）。

    A.肌紧张增强   B.皮肤血流量增加

    C.褐色脂肪组织代谢加强   D.机体表层的隔热器作用增强

    E.四肢热量逆流交换作用加强

36. 患者,女,36 岁,身高 171 cm,体重 55 kg(体表面积 1.6 m²),近来常感觉心慌,易烦躁,喜冷怕热,多汗,食欲亢进,遂来就诊;饮食、大小便正常。医生于次日清晨在她清醒未起床前为其做了耗氧量(VO_2)的测定,测定结果为 20 L/h(为标准状态下的气体容积)。根据下面所提供的资料推算该患者的基础代谢率(BMR)为(   )。

    非蛋白呼吸商   0.71   0.80   0.82   0.85   1.00

    氧热价(kJ/L)   19.64   20.10   20.20   20.36   21.13

    A.251.3 kJ/(m²·h)   B.254.5 kJ/(m²·h)

    C.252.5 kJ/(m²·h)   D.245.5 kJ/(m²·h)

    E.264.1 kJ/(m²·h)

37. 根据上述患者 BMR 检测结果,下列哪项是正确的(   )。

    A.BMR 值在正常范围[正常 BMR 参考值为 146.9 kJ/(m²·h)]

    B.提示有肾上腺皮质功能亢进

    C.提示有肾上腺皮质功能低下

    D.提示有甲状腺功能亢进

    E.提示有甲状腺功能减退

38. 患者,女,33 岁,身高 156 m,体重 78 kg,腰围 103 m,自诉身体健康,但在气温略升高或活动时常常比别人易出汗,试问最可能的原因是(   )。

    A.外周温度感受器敏感性增强

    B.中枢温度感受器敏感性增强

    C.体内热传导效能较低

    D.汗腺数量较多

    E.汗腺分泌功能较强

39. 患者,女,65 岁,因情绪激动后出现右侧肢体活动不灵来院就诊。查体:血压(BP)174/113 mmHg,体温(T)38.5 ℃。实验室检查:白细胞计数 7.66×10⁹/L,粒细胞比率 64.4%。头部 CT:在下丘脑部位有出血性改变。入院治疗后病情稳定,但是出现持续发热,体温波动在 39～39.5 ℃。请问,该患者出现体温升高的最可能原因是(   )。

A.感染　　　　　　　　B.无汗症

C.持续战栗　　　　　　D.病室温度过高

E.体温调节中枢功能障碍

40.患者,男,27岁,因受寒出现咽喉肿痛、咳嗽;3小时前开始感觉浑身发冷并伴有战栗,现体温38.6 ℃,试问与上述表现最相关的是(　　)。

A.体温调定点下移　　　　B.体温调定点上移

C.痛温觉传导通路功能异常　　D.外周热感受器敏感性增强

E.外周冷感受器敏感性增强

二、多项选择题

1.成年女子基础体温的特点有(　　)。

A.与孕激素有关　　　　B.月经期较低

C.排卵日最低　　　　　D.同龄男子体温略高

E.随月经期而发生变动

参考答案

一、单项选择题

1.C　2.E　3.C　4.A　5.B　6.A　7.C　8.A　9.A　10.B

11.D　12.A　13.D　14.C　15.C　16.B　17.D　18.C　19.B　20.C

21.D　22.A　23.C　24.C　25.E　26.C　27.E　28.E　29.D　30.E

31.D　32.D　33.D　34.C　35.B　36.C　37.D　38.C　39.E　40.B

二、多项选择题

1.ABCDE

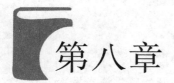

第八章

尿液的生成与排出

第一节　肾的功能解剖

基础知识归纳总结

一、肾单位的构成

肾单位是尿生成的基本功能单位,它与集合管共同完成尿的生成过程。肾单位由肾小体和肾小管构成。远端小管与集合管相连接,集合管不属于肾单位。髓袢和集合管在尿液浓缩过程中起重要作用。

肾单位可分为皮质肾单位和近髓肾单位两类。

(1)皮质肾单位:肾小体位于皮质的外 2/3 处,约占肾单位总数的 85%～90%。其特点为:肾小球体积较小,髓袢较短,不到髓质,或只到达外髓部;其入球小动脉的口径比出球小动脉的大,两者的比例约为 2:1;出球小动脉分支形成小管周围毛细血管网,包绕在肾小管的周围,有利于肾小管的重吸收。

(2)近髓肾单位:肾小体位于皮质层靠近髓质的位置,占肾单位总数的 10%～15%。其特点是:肾小球体积较大,髓袢较长,可深入内髓部,有的可到达肾乳头部;入球小动脉和出球小动脉口径无明显差异;出球小动脉进一步分支形成两种小血管,一种为肾小管周围毛细血管网,缠绕在近曲小管和远曲小管周围,有利于肾小管的重吸收;另一种是细长、袢状的 U 形直小血管,深入髓质,与髓袢伴行,在维持肾脏髓质高渗和尿液浓缩稀释方面起重要作用。

二、球旁器

球旁器由球旁细胞、致密斑和球外系膜细胞 3 个部分组成,主要分布于皮质肾单位。球旁细胞含分泌颗粒,能合成、储存和释放肾素。致密斑能感受小管液中 NaCl 含量的变化,将信息传递至邻近的球旁细胞,调节肾素分泌,从而调节尿量的生成。这一调节过程称为管-球反馈。球外系膜细胞具有吞噬、收缩等功能。

三、肾脏的神经支配

肾脏的支配神经只有交感神经,肾交感神经节后纤维进入腹腔神经节和位于主动脉、肾动脉部的神经节。节后纤维与肾动脉伴行,支配肾动脉、肾小管和球旁细胞。肾交感神经节后纤维末梢释放的递质是去甲肾上腺素,调节肾血流量、肾小球滤过率、肾小管的重吸收和肾素的释放。

第二节　肾血流量的特点及其调节

一、肾血流量的自身调节

肾血流量大,但分布不均。肾血流量在不同状态下变化很大,安静时可保持相对稳定,紧急状态时可急剧减少。在没有外来神经和体液影响的情况下,动脉血压在一定范围内变动时肾血流量能保持恒定,称为肾血流量的自身调节。这种自身调节使肾血流量和肾小球滤过率相对稳定,这对肾脏水、钠和其他物质的排泄不会因血压的波动而发生较大的变化具有重要的意义。肾血流量自身调节的机制有肌源性机制和管-球反馈两种学说。

二、肾血流量的神经和体液调节

在应急状态下,通过多种反射等引起交感神经兴奋,儿茶酚胺,肾素-血管紧张素-醛固酮系统的激活,抗利尿激素的大量释放,使肾血管收缩,流量减少,血液再分配,以保证重要器官,如心、脑等的血液供应。肾血流量的神经和体液调节的作用主要是使肾血流量与全身血液循环相配合。

第三节　肾小球的滤过功能

当血液流经肾小球滤过膜时,除蛋白质以外的部分血浆被滤过进入肾小囊腔,形成超滤液,即尿生成的第一步。单位时间内(每分钟)两肾生成的超滤液量称为肾小球滤过率(glomerular filtration rate,GFR)。正常成人的 GFR 大约为 125 mL/min。肾小球滤过率与肾血浆流量的比值称为滤过分数。

一、有效滤过压及其影响因素

有效滤过压是指促进超滤的动力与对抗超滤的阻力之间的差值。

(1)动力:包括肾小球毛细血管静水压和肾小囊内超滤液胶体渗透压。

(2)阻力:包括肾小球毛细血管内的血浆胶体渗透压和肾小囊内的静水压。

因肾小囊内超滤液胶体渗透压接近于零,故肾小球有效滤过压=肾小球毛细血管静水压-(血浆胶体渗透压+肾小囊内压)。

肾小球毛细血管不同部位的有效滤过压并不相同,越靠近入球小动脉端,有效滤过压越高,这主要是因为肾小球毛细血管内的血浆胶体渗透压在不断改变。当毛细血管血液从入球小动脉端流向出球小动脉端时,由于不断生成超滤液,血浆中蛋白质浓度逐渐升高,使滤过的阻力逐渐增大,因此有效滤过压逐渐减小。当滤过阻力等于滤过动力时,有效滤过压降为零,称为滤过平衡,此时,滤过停止。

二、影响肾小球滤过的因素

影响肾小球滤过的因素如下所示。

（1）肾小球毛细血管滤过系数：滤过系数是滤过膜面积与有效通透系数的乘积。滤过系数减小时 GFR 减低。

（2）肾小球毛细血管血压：安静状态下，全身动脉血压在 70～180 mmHg 范围内波动时，由于肾血流量存在自身调节机制，肾血流量保持相对稳定，因此 GFR 不会受到大的影响。但是，超出这一范围，动脉血压升高或降低，肾小球毛细血管血压会发生相应变化，肾小球滤过率也必然会发生相应变化。当动脉血压降至 40～50 mmHg 以下时，GFR 会降至零，进而导致无尿。

（3）肾小囊内压：肾小囊内压一般较稳定，肾小管或尿路阻塞可使囊内压升高而降低有效滤过压。

（4）血浆胶体渗透压：血浆胶体渗透压升高可降低有效滤过压；反之，将升高有效滤过压。

（5）肾血流量：肾血流量不改变有效滤过压，但可改变滤过平衡点。肾血浆流量大，滤过平衡点靠近出球小动脉端，有效滤过面积增大，肾小球滤过率增加；肾血浆流量减少，滤过平衡点靠近入球小动脉端，有效滤过面积减小，肾小球滤过率减少。

第四节　肾小管和集合管的物质转运功能

一、肾小管和集合管中物质转运的方式

重吸收是指小管液中的成分被肾小管上皮细胞转运回血液的过程。肾小管和集合管还有分泌或排泄功能。

肾小管的物质转运方式分为被动转运和主动转运。被动转运包括扩散、渗透、易化扩散和溶剂拖曳。主动转运包括原发性主动转运和继发性主动转运。前者包括质子泵转运、钠泵转运、钙泵转运等；继发性主动转运包括同向转运与逆向转运。肾小管和集合管中物质转运的途径可分为跨细胞转运途径和细胞旁转运途径。

二、肾小管和集合管中各种物质的重吸收与分泌

(一)Na^+重吸收

近端小管重吸收超滤液中 65%～70% 的 Na^+。约 2/3 的 Na^+ 经跨细胞途径转运,主要发生在近端小管的前半段,约 1/3 经细胞旁途径被重吸收,主要发生在近端小管的后半段。在近端小管的前半段,Na^+ 通过与 H^+ 的分泌以及葡萄糖、氨基酸的同向转运相耦联进入细胞内。细胞内的钠经基底侧膜上的 Na^+ 泵泵出细胞。近端小管后半段存在钠的被动吸收,这主要是 Cl^- 离子吸收后造成的电位差,钠离子经紧密连接被动扩散进入细胞间隙液。髓袢升支细段钠的重吸收为被动易化扩散。髓袢升支粗段通过 Na^+-K^+-$2Cl^-$ 同向转运体主动重吸收。远端小管通过 Na^+-Cl^- 同向转运体、集合管通过上皮钠通道(epithelial sodium channel,ENaC)主动重吸收钠,且受醛固酮的调节。

(二)Cl^-的重吸收

在髓袢升支粗段,Cl^- 由 Na^+-K^+-$2Cl^-$ 同向转运体主动重吸收,其他部位均为被动重吸收。

(三)水的重吸收

水的重吸收均为渗透性吸收,通过水通道蛋白(aquaporin,AQP)介导。在近端小管,水通过 AQP1 随溶质的吸收而被吸收,且为等渗性重吸收。髓袢降支细段管壁对水通透,部分水通过 AQP1 被吸收。在集合管,水的重吸收由主细胞顶端膜和胞浆中的 AQP2 介导,通过基底侧膜的 AQP3 和 AQP4 进入组织间隙。重吸收的量取决于机体的需要,受抗利尿激素的调节。

(四)葡萄糖和氨基酸的重吸收

葡萄糖和氨基酸只能在近端小管被主动重吸收。两者吸收均需要 Na^+。通过顶端膜上的同向转运体转入细胞内,在基底侧膜又通过易化扩散出细胞,进入血液循环。近端小管吸收葡萄糖有一定的限度,当血糖浓度达 180 mg/100 mL 血液时,尿中开始出现葡萄糖,尿中开始出现葡萄糖时的血糖浓度称为肾糖阈。当达最大转运率时,尿中糖浓度的增加与血糖的升高成正比。

(五)HCO_3^-的重吸收

HCO_3^- 在近端小管以 CO_2 形式重吸收,在胞内碳酸酐酶的催化下,CO_2 与水结合生

成 H_2CO_3，后者又很快解离成 HCO_3^- 和 H^+，在基底侧膜经逆向交换出细胞。髓袢升支粗段也可吸收 HCO_3^-，机制同近端小管。

（六）H^+ 的分泌

近端小管、远端小管和集合管均可分泌 H^+。在近端小管、髓袢升支粗段和远曲小管，细胞内的 H^+ 与小管液中的钠经逆向交换进入小管液；集合管闰细胞存在 H^+ 泵和 H^+-K^+-ATP 酶，主动将细胞内的 H^+ 泵入小管液。

（七）NH_3 和 NH_4^+ 的分泌

近端小管、髓袢升支粗段和远端小管的上皮细胞内的谷氨酰胺可生成 NH_3 和 NH_4^+。NH_3 通过简单扩散进入小管液，与 H^+ 结合生成 NH_4^+。细胞内的 NH_4^+ 可经顶端膜上的 Na^+-H^+ 转运体转入小管液。1 分子谷氨酰胺被代谢时，可生成 2 个 NH_4^+ 进入小管液，同时回收 2 个 HCO_3^-。

（八）K^+ 的分泌与吸收

65％～70％的钾在近端小管被重吸收，25％～30％在髓袢重吸收。尿中排出的钾主要是由远端小管和集合管的主细胞所分泌的，主要通过肾脏钾通道（ROMK）分泌，这一交换又受多种因素的影响，如血钾、醛固酮和肾小管泌 H^+。

（九）钙的重吸收与排泄

经肾小球滤过的 Ca^{2+}，约 70％在近端小管被重吸收，20％在髓袢被重吸收，9％在远端小管和集合管被重吸收，小于 1％的 Ca^{2+} 随尿排出。细胞内的 Ca^{2+} 则经基底侧膜上的 Ca^{2+}-ATP 酶和 Na^+-Ca^{2+} 交换机制转运出细胞。髓袢降支粗段能重吸收 Ca^{2+}。升支粗段可能存在被动重吸收，也存在主动重吸收。在远端小管和集合管，小管重吸收是跨细胞途径的主动转运。

（十）尿素的重吸收与排泄

尿素是蛋白质的代谢产物，由肝脏产生，经过肾小球滤过进入小管液中。近端小管可以吸收 40％～50％肾小球滤过的尿素。肾单位的其他部分节段对尿素通透性很低，部分节段通过尿素通道蛋白（urea transporter，UT）增加该节段对尿素的通透性，存在肾内尿素再循环。

三、肾内尿素再循环的过程

（1）肾小管尿素重吸收：①从髓袢升支细段至皮质和外髓部集合管对尿素不通透，集合管开始对水进行重吸收,导致尿素在集合管内浓度不断增高;②内髓部集合管末端存在抗利尿激素调控的尿素通道蛋白 UT-A1 和 UT-A3,因此对尿素高度通透,使浓缩的尿素扩散到内髓部组织;③髓袢降支细段 UT-A2 介导的尿素通透性增加,尿素重新进入髓袢。

(2)直小血管对尿素渗透梯度的影响:内髓部组织的高浓度尿素通过直小血管升支的窗孔进入血液;由直小血管升支从内髓部带走的尿素在向外髓部走行的过程中,再扩散到尿素浓度比较低的组织间液;然后通过直小血管降支表达的尿素通道蛋白 UT-B 进入血液,回到内髓部,从而维持从肾外髓部到内髓部的尿素浓度梯度和渗透压梯度。

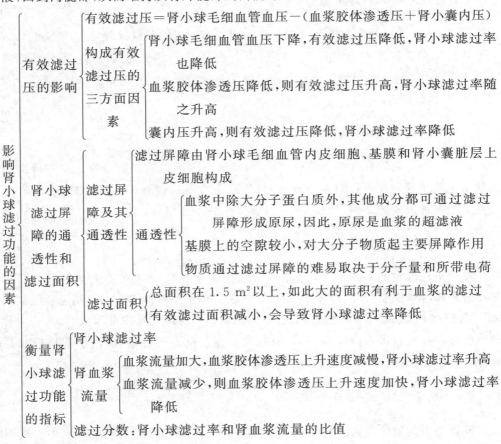

知识拓展

尿崩症

由于各种原因,抗利尿激素的产生或作用发生障碍,肾脏不能保留水分,临床上表现为排出大量低渗透、低比重的尿和烦渴、多饮等症状。病人由于抗利尿激素分泌不足,水的重吸收减少,尿的浓缩能力降低,从而排出大量稀释尿,这种尿崩是中枢性

尿崩。肾脏淀粉样变性病人，集合管被淀粉样物质包绕，影响水的通透，尽管存在肾髓质渗透压梯度，但尿浓缩能力仍会下降。直小管血流过快或过慢，也会影响尿浓缩能力。血流过快，过多溶质被带走，渗透压梯度不能维持；血流过慢，水不能被血液带走，渗透压梯度也不能维持，都会使尿的浓缩能力减弱，排出增多。这些因素引起的尿崩为肾性尿崩。

习　题

一、单项选择题

1. 肾的功能最重要的是（　　）。

A.排出代谢终产物　　　　　　　B.排出多余或无用物质

C.分泌肾素　　　　　　　　　　D.维持内环境相对稳定

E.分泌促红细胞生成素

2. 人体最重要的排泄器官是（　　）。

A.皮肤　　　　B.肾　　　　C.消化道　　　　D.肺　　　　E.都不是

3. 以下排泄量最大的器官是（　　）。

A.皮肤　　　　B.肾　　　　C.消化道　　　　D.肺　　　　E.都不是

4. 肾小球滤过的结构基础是（　　）。

A.有效滤过压　　B.滤过膜　　　C.肾血流量　　　D.动脉血压　　　E.滤过率

5. 肾小球有效滤过压等于（　　）。

A.肾小球毛细血管血压－（血浆胶体渗透压＋囊内压）

B.肾小球毛细血管血压－血浆胶体渗透压＋囊内压

C.肾小球毛细血管血压＋血浆胶体渗透压＋囊内压

D.血浆胶体渗透压－（肾小球毛细血管血压＋囊内压）

E.囊内压－（血浆胶体渗透压＋肾小球毛细血管血压）

6. 肾小管和集合管对水的重吸收占滤过量的（　　）。

A.70％　　　　B.80％　　　　C.90％　　　　D.99％　　　　E.60％

7. 正常情况下，尿量占滤过量的（　　）。

A.2％　　　　B.3％　　　　C.1％　　　　D.0.5％　　　　E.5％

8. 葡萄糖的吸收只限于（   ）。

  A.远曲小管   B.近端小管   C.集合管   D.髓袢   E.都不是

9. 正常情况下,尿量取决于（   ）。

  A.滤过量   B.水的调节重吸收

  C.水的必需重吸收   D.肾小球滤过率

  E.有效滤过压

10. 正常情况下,影响终尿量的最主要因素是（   ）。

  A.肾血流量   B.有效滤过压

  C.抗利尿激素   D.醛固酮

  E.小管液溶质浓度

11. 正常情况下,决定尿量的主要部位是（   ）。

  A.远曲小管   B.近端小管

  C.集合管   D.髓袢

  E.远曲小管和集合管

12. 抗利尿激素的作用部位在（   ）。

  A.远曲小管   B.近端小管

  C.集合管   D.髓袢

  E.远曲小管和集合管

13. 直接影响远曲小管和集合管重吸收水的激素是（   ）。

  A.醛固酮   B.抗利尿激素   C.肾素   D.肾上腺素   E.血管紧张素

14. 醛固酮的作用是（   ）。

  A.保 Na^+ 排 K^+ B.保 K^+ 排 Na^+

  C.保 Na^+ 保 K^+ D.排 Na^+ 排 K^+

  E.以上都不是

15. 醛固酮作用的主要部位是（   ）。

  A.近端小管   B.髓袢

  C.集合管   D.远曲小管和集合管

  E.远曲小管

16. 肾小球滤过液中,大部分溶质重吸收的部位是（   ）。

  A.远曲小管   B.集合管

  C.近端小管   D.远曲小管和集合管

  E.髓袢

17. 以下关于尿量的说法正确的是（   ）。

  A.少尿:<1000 mL   B.无尿:<100 mL

C.多尿:＞2000 mL　　　　　　　D.无尿:0 mL

E.多尿:＞3000 mL

18. 有关抗利尿激素分泌调节的描述,错误的是(　　　)。

A.大量出汗、呕吐、腹泻可导致 ADH 合成和释放增多

B.大量饮水可导致 ADH 合成和释放减少

C.循环血量减少可导致 ADH 合成和释放增多

D.血钾升高可导致 ADH 合成和释放增多

E.循环血量增加可导致 ADH 合成和释放减少

19. 肾小球滤过率是指(　　　)。

A.每分钟两肾生成的原尿量　　　B.每分钟通过两肾的尿量

C.每分钟一侧肾生成的尿量　　　D.每分钟两肾小管液的总量

E.以上都不对

20. 肾小球滤过的动力是(　　　)。

A.肾小球毛细血管血压　　　　　B.肾小球有效滤过压

C.血浆胶体渗透压　　　　　　　D.囊内压

E.血浆晶体渗透压

21. 在酸中毒情况下,肾小管的(　　　)。

A.H$^+$-Na$^+$ 交换减少　　　　　B.K$^+$-Na$^+$ 交换增多

C.H$^+$-Na$^+$ 交换增多　　　　　D.K$^+$-Na$^+$ 交换不变

E.血钾浓度升高

22. 在碱中毒情况下,肾小管的(　　　)。

A.H$^+$-Na$^+$ 交换减少　　　　　B.K$^+$-Na$^+$ 交换减少

C.H$^+$-Na$^+$ 交换增多　　　　　D.K$^+$-Na$^+$ 交换不变

E.血钾浓度升高

23. 当动脉血压(　　　),肾血流量可保持不变。

A.80～180 mmHg　　　　　　　B.60～180 mmHg

C.80～120 mmHg　　　　　　　D.100～120 mmHg

E.60～90 mmHg

24、当动脉血压＜80 mmHg 时,可出现(　　　)。

A.无尿　　　B.少尿　　　C.多尿　　　　D.尿量不变　　　E.血尿

25. 当动脉血压＜40 mmHg 时,可出现(　　　)。

A.无尿　　　　B.少尿　　　　C.多尿　　　　D.尿量不变　　　E.血尿

26. 血浆晶体渗透压升高,抗利尿激素释放和尿量分别为(　　　)。

A.不变　减少　B.减少　增多　C.增多　减少　D.减少　减少　E.增多　增多

27. 循环血量增加,抗利尿激素释放和尿量分别为(   )。

A.不变 减少 B.减少 增多 C.增多 减少 D.减少 减少 E.增多 增多

28. 水利尿的原因不包括(   )。

A.血浆晶体渗透压降低   B.抗利尿激素减少

C.水的通透性降低   D.水的重吸收增多

E.以上都对

29、膀胱内充满尿液但不能自行排出,称为(   )。

A.尿失禁   B.尿潴留   C.尿频   D.遗尿   E.尿急

30. 球-管平衡是指,重吸收量始终占滤过量的(   )。

A.50%～60% B.60%～70% C.65%～70% D.70%～80% E.60%～65%

二、多项选择题

1. 下列物质中,肾小管和集合管分泌的有(   )。

A.NH_3 B.H^+ C.尿素   D.K^+ E.肌酐

2. 影响肾小球滤过的因素有(   )。

A.肾血流量   B.血糖浓度

C.肾小球有效滤过压   D.滤过膜通透性

E.有效滤过面积

3. 关于影响肾小球有效滤过压的因素中,描述错误的是(   )。

A.肾小球毛细血管血压降低,有效滤过压降低

B.囊内压升高,有效滤过压升高

C.囊内压升高,有效滤过压降低

D.血浆胶体渗透压升高,有效滤过压降低

E.毛细血管血压降低,囊内压、血浆胶体渗透压的改变不会影响肾小球有效滤过压

参考答案

一、单项选择题

1. A   2. B   3. B   4. B   5. B   6. D   7. C   8. B   9. B   10. E

11. A   12. C   13. A   14. A   15. D   16. A   17. B   18. D   19. A   20. A

21. C   22. B   23. A   24. B   25. A   26. C   27. B   28. C   29. B   30. B

二、多项选择题

1. BE   2. ABCDE   3. BE

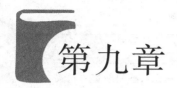

第九章

感觉器官的功能

第一节 感觉概述

基础知识归纳总结

一、感受器和感觉器官

感受器是指分布在体表或组织内部的一些专门感受机体内、外环境变化的结构或装置,如痛觉和温度觉感受器(游离神经末梢)、触觉小体(外周包绕结缔组织被膜的神经末梢)、视杆细胞和毛细胞(在结构和功能上都已高度分化的感受细胞)。感觉器官是指由某些感受细胞连同它们的附属结构所构成的专门传递某一特定感觉类型的器官,如眼、耳、鼻、舌等。

二、感受器的一般生理特性

感受器一般具有适宜刺激、换能作用、编码功能、适应现象等生理特性。这些生理特性的定义和实例见表 9-1。

表 9-1　感受器一般生理特性的定义和实例

特性	定义	实例
适宜刺激	通常只有一种感受器对之最敏感的特定刺激形式	可见光对感光细胞的刺激
换能作用	将各种形式的刺激能量转变为相应传入神经上动作电位的作用	毛细胞转机械能为生物电
编码功能	将刺激中所含全部信息转移到动作电位的序列中的功能	刺激强度编码*
适应现象	持续恒强刺激时,相应的感觉传入冲动频率随之降低的现象	环层小体对持续压觉的适应

注：* 如对压觉感受器施压刺激强度↑→感受器电位↑→相应的传入神经上动作电位频率↑

第二节　视觉

基础知识归纳总结

一、眼的折光系统及其调节

(一)眼折光系统的光学特征和简化眼

人眼的适宜刺激是波长为 $380\sim760$ nm 的电磁波,即可见光。人眼的折光系统由角膜、房水、晶状体和玻璃体组成。人眼光线的折射主要发生在角膜前表面。

简化眼是一个假想的与正常人眼折光系统等效的简单模型。简化眼与正常人眼未做调节时的情况一样,其折光系统的后主焦点恰好落在视网膜上,可使远处物体发出的平行光线在视网膜上清晰成像。利用简化眼可方便地计算出不同远近物体在视网膜上成像的大小。正常人眼的视力有一定限度,这个限度应以视网膜像的大小来表示,当视网膜像小于 $4.5\ \mu m$ 时一般不能产生清晰的视觉。

（二）眼的调节

自远物（6 m 以外）发出的人眼光线可被认为是平行光线，正常人眼无需任何调节即可产生清晰的视网膜像。自近物（6 m 以内）发出的人眼光线则呈不同程度的辐射状，此时，眼将通过近反射，包括晶状体变凸（最重要）、瞳孔缩小和视轴会聚（表 9-2）使视网膜像变清晰。

表 9-2　眼的近反射调节效应及其生理意义

	调节效应	生理意义
晶状体变凸	双眼睫状体肌收缩→悬韧带松弛→晶状体前凸	眼折光力↑→视网膜像前移，变清晰
瞳孔缩小	双眼瞳孔环行肌收缩→瞳孔缩小	减小球面像差和色像差
视轴会聚	双眼内直肌收缩→使双眼视网膜像落在对称点上	避免发生复视

老年人由于晶状体弹性减小，调节能力下降，近点（指眼做充分调节时能看清楚眼前最近物体的所在之处）移远，视远物虽无明显异常，但不能看清近物，这种现象称为老视，可用适度凸透镜加以补偿。

瞳孔对光反射是指瞳孔在强光照射时缩小而在光线变弱时散大的反射。这是眼的一种适应功能，而与视近物无关，其意义在于调节入眼光量，使视网膜不至于因光过强而受损，光过弱也不会影响视觉。瞳孔对光反射的中枢位于中脑，临床上常通过检查该反射是否完好来判断麻醉的深度和病情的危重程度。

（三）眼的折光异常

眼的折光异常主要有近视、远视和散光（表 9-3）。

表 9-3　近视、远视和散光的发生原因和矫正

类型	发生原因	功能缺陷	矫正
近视	眼球前后径过长（为主）或折光系统折光能力过强	视远物不清楚（远点和近点都移近）	适度凹透镜
远视	眼球前后径过短（为主）或折光系统折光能力过弱	视物不清，视远物即需调节，视近物调节程度更大，易疲劳（近点移远）	适度凸透镜
散光	角膜前表面（为主）不同经线上的曲率不等	平行光线不能聚焦于同一焦平面，故视物不清或物像变形	适度柱面镜

二、眼的感光换能功能

(一)视网膜的功能结构

视网膜是眼球壁最内层锯齿缘以后的部分,分色素上皮层和神经层,神经层内含感光细胞(视杆细胞和视锥细胞)、双极细胞、神经节细胞、水平细胞和无长突细胞。色素上皮细胞具有吸收光线、营养视网膜参与感光细胞代谢等功能。两种感光细胞各自与双极细胞、神经节细胞通过突触联系,构成纵向的视杆系统和视锥系统。水平细胞在感光细胞之间,而无长突细胞则与神经节细胞之间形成两个横向的联系。神经节细胞轴突穿过视网膜的部位称为神经乳头,此处因无感光细胞而成为生理盲点,但人类因双眼视觉的视野补偿作用而不会感觉到盲点的存在。

(二)视网膜中的感光换能系统视杆细胞和视锥细胞的比较

视杆系统和视锥系统的比较分别见表 9-4 和表 9-5。

表 9-4　视杆细胞和视锥细胞的比较

	视杆细胞	视锥细胞
又名	晚光觉或暗视觉系统	昼光觉或明视觉系统
组成	视杆细胞、双极细胞神经节细胞	视锥细胞、双极细胞、神经节细胞
细胞间联系	会聚程度低(可视为单线式联系)	会聚程度高
数量	多(人一侧视网膜中有 $1.2×10^8$ 个)	少(人一侧视网膜中有 $6×10^6$ 个)
分布	周边部(中央凹外 $10°$~$20°$ 处最多)	集中于黄斑中央凹处
外段形态	圆柱状	圆锥状
含视色素	视紫红质	分别对蓝、绿、红敏感的视色素
功能特性	对光敏感度高,无色觉,分辨力低	对光敏感度低,有色觉,分辨力高

三、与视觉有关的若干生理现象

(一)视力

视力是指眼对物体细小结构的分辨能力,也称视敏度或视锐度。正常人眼视力的限度是视网膜像不小于一个视锥细胞的平均直径。视力表就是根据这一原理设计的。

(二)暗适应和明适应

人从明处突然进入暗处时,最初什么都看不见,需经一段时间后才逐渐能看见暗处的物体,此称为暗适应,这是视色素,特别是对光敏感度较高的视杆色素在暗处合成增加的结果。人从暗处突然进入明处时,最初感到光亮耀眼,也看不清物体,稍后才恢复视觉,此称为明适应。这是因为只有在较多的视杆色素迅速分解后,对光相对不敏感的视锥色素才能在亮处感光而恢复视觉。

(三)视野

视野是指用单眼固定注视前方一点时,该眼所能看到的空间范围。在同一光照条件下,白色视野最大,依次为黄蓝色和红色,绿色视野最小。另外,由于鼻和额对光线的阻挡,因此一般人颞侧和下方的视野较大,而鼻侧与上方的视野较小。但人的双眼均位于头部额面,双眼视野大部分重叠,因而不会出现鼻侧盲区。

(四)视后像和视觉融合现象

视后像是指先注视一光源或较亮物体,闭眼后仍可感觉到一相似光斑的主观视觉后效应,且持续时间较长。视觉融合现象是指用闪光重复刺激人眼,当闪光频率增至一定程度时,人在主观上产生连续光感的现象。这一现象所反映的是视觉器官的时间分辨特性,当刺激频率增高到视觉器官不能分辨出前后两次刺激的时间差时,主观上就产生连续光感。

(五)双眼视觉和立体视觉

双眼视物时,两侧视网膜上各形成一个完整的物像,且成于两侧视网膜的对称点上,在主观上产生单一物体的视觉,称为单视。眼外肌瘫痪或眼球内肿瘤压迫等都可使物像落在两眼视网膜的非对称点上,因而在主观上产生有一定程度互相重叠的两个物体的感觉,称为复视。双眼视觉的优点是可以弥补单眼视野中的盲区缺损,扩大视野,并产生立体视觉,即主观上产生被视物体的厚度和空间的深度或距离等感觉。

眼的折光系统及折光机能的调节

├─ 眼的折光系统
│ ├─ 眼折光系统的结构及功能
│ │ ├─ 折光系统的构成
│ │ │ ├─ 角膜(主要折射发生在角膜)
│ │ │ ├─ 房水
│ │ │ ├─ 晶状体曲度可进行调节
│ │ │ └─ 玻璃体
│ │ └─ 折光系统的功能:完成折光成像
│ └─ 折光系统的模型:简化眼
│   ├─ 定义:根据眼的实际光学特性设计而成的与正常眼在折光效果上相同,但更为简单的等效光学系统模型
│   └─ 简化眼的作用:利用简化眼可方便地计算出不同远近的物体在视网膜上成像的大小
│
└─ 眼折光功能的调节
   ├─ 晶状体的调节及近点
   │ ├─ 晶状体的调节
   │ │ ├─ 眼看远物时:睫状肌处于松弛状态,悬韧带保持一定的紧张度,晶状体受悬韧带的牵引,形状相当扁平,折光能力减弱,物像后移,成像到视网膜上
   │ │ └─ 眼看近物时:反射性地引起睫状肌收缩,导致连接于晶状体囊的悬韧带松弛,晶状体自然变凸(前凸较为明显),晶状体前面曲率半径增加,折光能力增大,物像前移,成像到视网膜上
   │ └─ 近点
   │   ├─ 定义:晶状体的最大调节能力,即用眼能看清物体的最近距离
   │   └─ 近点的意义:近点越近,说明晶状体的弹性越好
   ├─ 瞳孔的调节
   │ ├─ 瞳孔近反射(瞳孔调节反射):眼看近物时,可反射性地引起双侧瞳孔缩小
   │ ├─ 瞳孔对光反射:瞳孔的大小随光线的强弱而改变,弱光下瞳孔散大,强光下瞳孔缩小
   │ └─ 互感性对光反射:瞳孔对光反射的效应是双侧性的,光照一个眼时,两眼瞳孔同时缩小
   └─ 双眼球会聚:当双眼注视近物时,发生两眼球内收及视轴向鼻侧集拢的现象

眼的屈光调节

正视眼
- 正常眼的折光系统无须进行调节,就可使平行光线聚焦于视网膜上而看清远物
- 经过调节的眼,只要物体离眼的距离不小于近点,即能在视网膜上形成清晰的图像

非正视眼
- 近视
  - 轴性近视:眼球前后径过长
  - 屈光性近视:折光系统的折光能力过强,自远物发出的平行光线被聚焦在视网膜的前方,只能在视网膜上形成模糊的图像
- 远视
  - 轴性远视:眼球的前后径过短
  - 屈光性远视:折光系统的折光能力太弱,自远物发出的平行光线被聚焦在视网膜的前方,只能在视网膜上形成模糊的图像
- 散光
  - 眼的角膜表面不呈正球面,即角膜表面不同方位的曲率半径不相等,平行光线进入眼内
  - 不能在视网膜上形成焦点,而形成焦线,造成视物不清晰或物像变形
  - 晶状体表面曲率异常也可引起散光

第三节　听觉

基础知识归纳总结

外耳和中耳的传音作用
- 外耳
  - 耳郭:有采音和帮助判断声源方向的作用
  - 外耳道:声波传导的通路
- 中耳
  - 结构与功能
    - 结构:由鼓膜、听骨链、鼓室和咽鼓管等组成
    - 主要功能:将空气中的声波振动能量高效地传递到内耳淋巴液
  - 结构与功能分述
    - 鼓膜和中耳听骨链
      - 鼓膜:呈椭圆形,是压力承受装置,具有较好的频率响应和较小的失真度
      - 听骨链:由锤骨、砧骨及镫骨依次连接而成,形成固定角度的杠杆,其支点刚好在听骨链的重心上,在能量传递过程中惰性最小,频率最高
      - 增压效应:鼓膜-听骨链-前庭窗传递系统可使声波振动的压强增大,振幅稍减小,体现了中耳的增压作用。在整个中耳传递过程中增压效应为 22.4 倍
      - 鼓膜张肌和镫骨肌:可帮助减小听骨链传递振动的幅度,增加阻力,阻止较强的振动传到耳蜗,对感音装置具有保护作用
    - 咽鼓管
      - 结构:连通鼓室和鼻咽部
      - 功能:使鼓室内空气与大气相通,以平衡其间可能出现的压力差,对维持鼓膜的正常位置、形状和振动性能有重要意义
- 声波传入内耳的途径(以气传导为主)
  - 气传导:声波经外耳道引起鼓膜振动,再经听骨链和卵圆窗膜进入耳蜗的声音传导途径。当听骨链运动发生障碍时,鼓膜的振动可引起鼓室内空气的振动,再经前庭窗传入耳蜗
  - 骨传导:声波直接引起颅骨的振动,再引起位于颞骨质中的耳蜗内淋巴的振动

耳蜗的音换能作用管

概述:内耳迷路中的耳蜗的作用是感受外耳传来的声波振动,同时把传递到它的机械振动转变为听神经纤维的神经冲动,是听觉产生的关键,声波振动的感受细胞为基膜上螺旋器的毛细胞

分述

耳蜗基膜的振动:声波振动引起基膜振动,基膜的振动从基膜的底部开始,按行波原理向耳蜗的顶部方向传播

基膜的振动使毛细胞受到刺激:当行波引起基膜振动时,盖膜与基膜各自沿着不同的轴上、下移动,两轴之间发生交错的移行运动,使听毛受到一个剪切力的作用而弯曲,引起毛细胞兴奋,并将机械能转变为生物电变化,引发耳蜗内一系列过渡性的电变化,最后引起听神经纤维产生动作电位,完成耳蜗的换能作用

耳蜗内发生的生物电现象

耳蜗内电位:又称内淋巴电位,在耳蜗未受刺激时,以鼓阶外淋巴为参考零电位,那么可测出蜗内淋巴中的电位为+80 mV左右。内淋巴中电位的产生和维持与蜗管外侧壁的血管纹结构的细胞活动密切相关

微电器电位:当耳蜗受到声音刺激时,在耳蜗及其附近结构中记录到一种具有交流性质的电变化,其频率和幅度与作用于耳蜗的声波振动完全一致,是多个毛细胞在接受声音刺激时所产生的感受器电位的复合表现

知识拓展

贝多芬利用骨传导作曲的故事

德国古典作曲家贝多芬一生谱写了许多闻名世界的乐曲。他的作品最著名的有9部交响曲,32首钢琴奏鸣曲,钢琴、小提琴协奏曲等。可是这位著名的作曲家,在20多岁时听力就开始减退,31岁时就已经耳聋了。令人难以置信的是,他的大部分著名作品都是在他耳聋以后完成的。贝多芬在耳聋十分严重的时候,仍然不放弃创作。他把一根小木杆,一端插在钢琴箱内,一端咬在牙上,借着钢琴的震动,通过骨传导获得听觉而作曲。后来,一位著名的机械学家为他特制了一个听音器,他才放弃那根小木杆。

据若干迹象推测,贝多芬耳聋的病因很可能是耳硬化症,我们暂且不去评议贝多芬患的是何种耳病,但从他用木杆听声可以说明:当空气传导发生障碍时,通过骨传导进行补偿,仍然可以听到声音。

习 题

一、单项选择题

1. 以下不属于感受器的特性的是（　　　）。

A.适宜刺激　　　B.换能作用　　　C.编码功能　　　D.适应现象　　　E.分析综合

2. 眼的适宜光波的波长是（　　　）。

A.360～780 nm　　　　　　　　B.190～380 nm

C.380～660 nm　　　　　　　　D.300～760 nm

E.380～760 nm

3. 人眼在安静状态下,看（　　　）以外的物体,无须调节。

A.3 m　　　　　B.4 m　　　　　C.5 m　　　　　D.6 m　　　　　E.10 m

4. 眼看近物时的调节不包括（　　　）。

A.晶状体变凸　　B.瞳孔缩小　　　C.双眼球汇聚　　D.瞳孔放大　　　E.以上都对

5. 近视眼的发生,物体成像于（　　　）。

A.视网膜之后　　B.视网膜　　　C.视网膜之前　　D.晶状体　　　E.感官细胞

6. 老视的发生,主要原因是（　　　）。

A.晶状体弹性增强　　　　　　　B.晶状体弹性减弱

C.折光力增强　　　　　　　　　D.距离远

E.都不对

7. 远视眼的发生,物体成像于（　　　）。

A.视网膜之后　　B.视网膜　　　C.视网膜之前　　D.晶状体　　　E.感官细胞

8. 近视眼是由于（　　　）。

A.眼球前后径过短　　　　　　　B.眼球前后径过长

C.晶状体弹性减弱　　　　　　　D.眼的折光不变

E.角膜的经纬曲率不一致

9. 远视眼是由于（　　　）。

A.眼球前后径过短　　　　　　　B.眼球前后径过长

C.晶状体弹性减弱　　　　　　　D.眼的折光不变

E.角膜的经纬曲率不一致

10. 散光是由于（　　　）。

A.眼球前后径过短 　　　B.眼球前后径过长

C.晶状体弹性减弱 　　　D.眼的折光不变

E.角膜的经纬曲率不一致

11. 瞳孔对光反射中枢位于（　　　）。

A.延髓　　　B.脑桥　　　C.中脑　　　D.脊髓　　　E.脑干

12. 视觉器官中折光力最大的是（　　　）。

A.角膜　　　B.晶状体　　　C.玻璃体　　　D.瞳孔　　　E.房水

13. 夜盲症是由于缺乏（　　　）。

A.维生素 C　　　B.维生素 A　　　C.维生素 B　　　D.维生素 K　　　E.维生素 D

14、正常人视野，由小到大的顺序是（　　　）。

A.红、绿、蓝、白 　　　B.绿、蓝、白、红

C.蓝、白、红、绿 　　　D.绿、红、蓝、白

E.红、白、蓝、绿

15. 乘飞机上升或下降时,做吞咽动作的生理意义是（　　　）。

A.调节基底膜两侧的压力平衡

B.调节前庭膜两侧的压力平衡

C.调节中耳与内耳之间的压力平衡

D.调节鼓室与大气压之间的压力平衡

E.使鼓室形成负压

16. 前庭器官损害或过度敏感的人,一般的前庭刺激会引起（　　　）。

A.耳鸣、耳聋 　　　B.呼吸频率减慢

C.晕车、晕船、眩晕、呕吐 　　　D.头痛

E.以上都不会

17. 关于视锥细胞的功能描述,正确的是（　　　）。

A.暗光觉 　　　B.不能辨别颜色

C.昼光觉、色觉 　　　D.光的敏感性高

E.以上都不对

18. 关于视杆细胞的功能描述,正确的是（　　　）。

A.暗光觉 　　　B.能辨别颜色

C.昼光觉、色觉 　　　D.光的敏感性低

E.以上都不对

19. 关于视力的叙述,错误的是（　　　）。

A.眼分辨物体两点最小距离的能力

B.可用视角的大小来判断

C.正常视力的视角为1分角

D.视角越小,视力越好

E.视角越大,视力越好

20. 对近点的描述,正确的是（   ）。

A.眼做最大调节所能看清物体的最近距离

B.近点越小说明晶状体的弹性越差

C.近点远移,看远物不清楚,看近物正常

C.近点不随年龄的增长而改变

E.近点远移可佩戴凹透镜进行矫正

21. 对远点的描述,正确的是（   ）。

A.眼做最大调节所能看清物体的最近距离

B.眼做最大调节所能看清物体的最远距离

C.远点近移,看远物清楚,看近物不正常

D.远点不随年龄的增长而改变

E.远点近移可佩戴凸透镜进行矫正

22. 在正常人眼,入射光线的折射主要发生在（   ）。

A.角膜前表面   B.角膜后表面

C.晶状体前表面   D.晶状体后表面

E.玻璃体前表面

23. 下列关于简化眼的描述,错误的是（   ）。

A.一种假想的模型而非真实眼

B.光线仅在人单球界面时折射一次

C.折射界面的曲率半径为 5 mm

D.与人眼充分调节时的折光系统等效

E.可用于计算视网膜像的大小

24. 在视 6 m 以内近物时,人眼所进行的最重要的调节是（   ）。

A.角膜曲率增加   B.晶状体变凸

C.瞳孔近反射   D.瞳孔对光反射

E.眼轴会聚

25. 由晶状体弹性减退而引起的视力减退是（   ）。

A.近视   B.远视   C.散光   D.老视   E.复视

26. 下列关于瞳孔对光反射的描述,正确的是（   ）。

A.发生在被视物体由远移近时

B.光照一侧眼,同侧眼瞳孔缩小

C.光照一侧眼,对侧眼瞳孔缩小

D.生理意义是减少球面像差和色像差

E.临床上用于检查脑干是否受损

27. 视近物和远物均需眼进行调节的折光异常是（　　）。

A.近视　　　　B.远视　　　　C.散光　　　　D.斜视　　　　E.复视

28. 下列关于视杆细胞的描述,错误的是（　　）。

A.数量较多　　　　　　　　B.对光敏感度较高

C.无色觉　　　　　　　　　D.分辨能力较低

E.主要在昼光下起作用

29. 视锥系统具有较强分辨能力的主要原因是（　　）。

A.视锥细胞外段呈圆锥状

B.视锥细胞集中于中央凹

C.与视锥细胞所含视色素有关

D.该系统横向联系相对较少

E.该系统纵向联系会聚程度较低

30. 关于视杆细胞在暗环境中的暗电流,正确的描述是（　　）。

A.是静息电位形成的主要原因

B.由 Na^+ 跨外段膜内流而引起

C.由 K^+ 跨内段膜外流而引起

D.受控于胞质内 cAMP 浓度

E.增大时引发视杆细胞感受器电位

31. 视杆细胞超极化感受器电位的产生机制是（　　）。

A.暗电流减小,非门控 K^+ 电流继续

B.暗电流增大,非门控 K^+ 电流停止

C.暗电流继续,非门控 K^+ 电流减小

D.暗电流继续,非门控 K^+ 电流增大

E.暗电流和非门控 K^+ 电流都停止

32. 人眼暗适应过程的实质是（　　）。

A.视力的提高　　　　　　　B.视野的增大

C.光感受器的适应　　　　　D.视色素合成增加

E.色素上皮突起缩回

33. 人眼产生明适应的主要机制是（　　）。

A.视杆细胞的光敏感度较高　　B.视杆细胞的分辨力较低

C.视锥细胞的光敏感度较低　　D.视锥细胞的分辨力较高

E.视锥细胞有多种视色素

34. 在诊断眼科疾病时,视野检查最具参考价值的是(　　)。

A.近视、远视和散光　　　　　B.白内障和玻璃体变性

C.眼外肌病和青光眼　　　　　D.视网膜病和视觉通路病

E.眼外伤和职业性眼病

二、B 型选择题

A.增加折光能力

B.减小球面像差和色像差

C.避免复视

D.减少人眼光量

E.产生立体感觉

1. 视 6 m 内近物时瞳孔缩小的意义是(　　)。

2. 在强光照射下瞳孔缩小的意义是(　　)。

A.视神经乳头

B.黄斑中央凹

C.中央凹外 10°～20°处

D.视网膜颞侧半

E.视网膜鼻侧半

3. 视网膜上视杆细胞分布最多的部位是(　　)。

4. 视网膜上视锥细胞分布最多的部位是(　　)。

三、多项选择题

1. 感受器的生理特征有(　　)。

A.适宜刺激　　　　　　　　　B.换能作用

C.编码作用　　　　　　　　　D.适应现象

E.“全或无”现象

参考答案

一、单项选择题

1. E 2. E 3. D 4. D 5. C 6. B 7. A 8. B 9. A 10. E 11. C 12. B 13. B

14. D 15. D 16. C 17. B 18. A 19. A 20. A 21. B 22. A 23. D 24. B

25. D 26. E 27. B 28. E 29. E 30. B 31. A 32. D 33. C 34. D

二、B 型选择题

1. B 2. D 3. C 4. B

三、多项选择题

1. ABCD

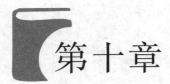

第十章

神经系统的功能

第一节　神经系统概述

基础知识归纳总结

一、神经元和神经胶质细胞

神经纤维传导兴奋的特征:①对完整的神经纤维结构和功能的依赖性,常简称为"完整性";②互不干扰性,常简称为"绝缘性";③双向性;④相对不疲劳性。

二、突触传递

(一)定向突触传递

经典突触的传递过程:当突触前神经元的兴奋传到末梢时,突触前膜去极化。当去极化达到一定程度时,膜上的电压门控钙通道开放,Ca^{2+} 内流,轴浆内 Ca^{2+} 浓度迅速升高,触发突触囊泡的出胞。递质的释放量与进入轴浆内的 Ca^{2+} 量呈正相关。神经递质以囊泡为单位释放的方式称为量子释放。

(二)兴奋性和抑制性突触后电位

突触传递在突触后膜引起的去极化突触后电位称为兴奋性突触后电位(excitatory postsynaptic potential,EPSP),根据电位时程的长短还可分为快兴奋性突触后电位和慢兴奋性突触后电位。快 EPSP 的产生机制是兴奋性递质作用于突触后膜的相应受体,使某些离子通道开放,后膜对 Na^+ 和 K^+ 的通透性增大,但因 Na^+ 内流大于 K^+ 外流,故发生净内向电流,导致后膜出现去极化(表10-1)。突触传递在突触后膜引起的超极化突触后电位称为抑制性突触后电位(inhibitory postsynaptic potential,IPSP),也分快慢两种。快IPSP的产生机制是抑制性中间神经元释放的抑制性递质作用于突触后膜,使后膜上的氯通道开放,引起外向电流,结果使突触后膜发生超极化(表10-1)。

表10-1 快突触后电位的类型、实例、递质和产生机制

类型	实例	递质性质	产生机制(主要)
兴奋性突触后电位(EPSP)	肌梭传入对脊髓运动神经元的直接投射	兴奋性递质	后膜对Na^+通透性↑
抑制性突触后电位(IPSP)	肌梭传入通过抑制性中间神经元对脊髓运动神经元的投射	抑制性递质	后膜对Cl^-通透性↑

神经元、神经胶质和神经
- 神经元和神经胶质
  - 神经元
    - 定义:神经元即神经细胞,是神经系统的基本结构和功能单位
    - 组成
      - 胞体:神经元代谢和营养的中心,能进行蛋白质的合成
      - 突起
        - 树突:较短,一个神经元常有多个树突
        - 轴突:较长,一个神经元只有一条轴突
    - 功能:胞体和突起主要有接受刺激和传递信息的作用
  - 神经胶质:由胶质细胞构成,在神经组织中起支持、保护和营养作用
- 神经纤维
  - 定义和功能:神经纤维即神经元的轴突,主要生理功能是传导兴奋
  - 神经元传导的兴奋又称神经冲动,是神经纤维上传导的动作电位
  - 神经元轴突始段的兴奋性较高,往往是形成动作电位的部位

神经冲动在神经纤维上传导的特征
- 生理完整性:包括结构和功能的完整性
- 绝缘性:每条神经纤维上传导的神经冲动互不干扰
- 双向传导:神经纤维上任何一点产生的动作电位可同时向两端传导
- 相对不疲劳性:神经冲动的传导以局部电流的方式进行,耗能远小于突触传递
- 不衰减性:动作电位传导的特征

第二节 神经系统功能的实现

神经胶质细胞的功能
- 支持作用
- 修复和再生作用
- 物质代谢和营养作用
- 绝缘和屏障作用
- 维持合适的离子浓度作用
- 摄取和分泌神经递质作用

突触与突触传递 {
　经典的突触概念 {
　　定义:每个神经元的轴突末梢只与其他神经元的细胞体或突起相接触,此相接触的部位称为突触

　　经典的突触概念 {
　　　分类 {
　　　　轴突-树突式突触
　　　　轴突-胞体式突触
　　　　轴突-轴突式突触
　　　}
　　　突触的构成 {
　　　　突触前膜
　　　　突触间隙
　　　　突触后膜
　　　}
　　}
　}

　经典的突触传递 {
　　突触的传递 {
　　　突触电位:递质释放后进入突触间隙,在间隙中经过扩散到达突触后膜,作用于突触后膜上的特异性受体或化学门控式通道,引起突触后膜上某些离子通透性的改变,导致某些带电离子进入突触后膜,从而引起突触后膜的电位发生一定程度的去极化或超极化的电位变化

　　　突触后电位的分类 {
　　　　兴奋性突触后电位(EPSP):后膜的膜电位在递质作用下发生去极化改变,使该突触后神经元对其他刺激的兴奋性升高
　　　　抑制性突触后电位(IPSP):后膜的膜电位在递质作用下产生超极化改变,使该突触后神经元对其刺激的兴奋性下降
　　　}

　　　突触后神经元动作电位的产生:动作电位首先在轴突的始段产生,爆发的动作电位再向两个方向扩散,沿轴突扩散向末梢和逆向传到胞体,使神经元整体发生兴奋
　　}

　　突触传递的特征 {
　　　单向传布
　　　突触延搁
　　　总和:兴奋的总和,包括时间性总和和空间性总和兴奋节律的改变
　　　后放:即使原先刺激已经停止,传出通路仍可在一定时间范围内持续发放冲动的现象
　　　对内环境变化敏感和易疲劳:与递质和耗竭有关。反射弧中突触是最易出现疲劳的部位
　　}

　　突触的抑制和易化 {
　　　突触后抑制:抑制性中间神经元释放抑制性神经递质,使其发生突触联系的突触后神经元产生IPSP,从而使突触后神经元发生抑制 {
　　　　传入侧支性抑制:一个传入纤维进入中枢后,一方面传入冲动通过突触联系引起某一中枢神经元产生EPSP,并经总和后发生兴奋;另一方面发出侧支,以同样的方式兴奋一抑制性中间神经元,使其释放抑制性递质,转而引起另一中枢神经元产生IPSP
　　　　回返性抑制:某一中枢神经元兴奋时,其传出冲动沿轴突外传,同时又经轴突侧支去兴奋一抑制性中间神经元。该抑制性中间神经元兴奋后,其轴突释放抑制性递质,反过来抑制原先发生兴奋的神经元及同一中枢的其他神经元
　　　}

　　　突触前抑制 {
　　　　过程:建立于轴突-轴突式突触的结构基础之上。其产生的潜伏期比较长,传入神经必须通过两个以上中间神经元的多突触接替,才能与其他感觉传入神经末梢形成轴突-轴突型突触联系。通过改变突触前膜的活动最终使突触后神经元兴奋性降低,从而引起抑制现象
　　　　机制:突触前膜被兴奋性递质除极化,膜电位绝对值减少,当其发生兴奋时,动作电位的幅度减少,释放的递质减少,导致突触后EPSP减小,表现为抑制
　　　}
　　}
　}
}

反射与反射弧
├─ 反射
│　├─ 定义：中枢神经系统参与下，机体对内、外环境变化所做出的规律性应答
│　└─ 分类
│　　├─ 条件反射：通过后天学习和训练而形成的反射，是高级形式的反射活动
│　　└─ 非条件反射：指生来就有、数量有限、比较固定和形式低级的反射活动，包括防御反射、食物反射、性反射等
└─ 反射弧
　├─ 反射弧的定义及组成
　│　├─ 定义：反射的结构基础和基本单位
　│　└─ 组成：包括感受器、传入神经、神经中枢、传出神经和效应器五个部分
　├─ 反射弧中枢神经元的分类及联系
　│　├─ 神经元分类：依其在反射弧中所处地位不同，分为传入神经元、中间神经元和传出神经元三种
　│　└─ 中枢神经元的联系
　│　　├─ 总的原则
　│　　│　├─ 辐散原则：一个神经元的轴突可以通过分支与其他神经元建立联系的方法
　│　　│　└─ 聚合原则：同一个神经元的胞体和树突可以同时接受来自许多神经元的突触联系的方法
　│　　└─ 方式
　│　　　├─ 在传入神经元与其他神经元发生突触联系中，主要表现了辐散原则
　│　　　├─ 在传出神经元接受不同轴突来源的突触联系中，主要表现了聚合原则
　│　　　└─ 在中间神经元之间的联系中，辐散原则和聚合原则同时存在
　└─ 反射弧的分类
　　├─ 单突触反射弧
　　│　├─ 定义：传入神经元和传出神经元之间只有一个突触的反射弧，是最简单的反射弧
　　│　└─ 单突触反射：通过单突触反射弧所发生的反射
　　└─ 多突触反射弧
　　　├─ 定义：传入神经元和传出神经元之间插入一个或更多的中间神经元，即由两个以上突触构成的反射弧
　　　└─ 多突触反射：通过多突触反射弧所发生的反射

定义:指从丘脑的特异感觉核团的第三级神经元将感觉信息以点的方式
　　　特异地投射到大脑皮质的两个躯体感觉区

大脑皮层的感觉代表区
├ 躯体浅部体表感觉代表区
│　├ 分区
│　│　├ 第一感觉区
│　│　│　├ 位置:位于中央后回
│　│　│　└ 感觉投射规律
│　│　│　　├ 规律:躯体感觉传入冲动向皮层投射具有交叉的性质,即身体一侧传入冲动向对侧皮层投射,但头面部感觉的投射是双侧性的
│　│　│　　├ 投射区域的大小:与不同体表部位的感觉分辨精细程度有关,分辨愈精细的部位在中央后回的代表区也愈大,有利于精细的感觉分析
│　│　│　　└ 投射区域具有一定的分野:下肢代表区在顶部,膝部以下的代表区在皮层内侧面;上肢代表区在中间部;头面部代表区在底部。因此,总的安排是倒置的,然而头面部代表区内部的安排是正立的
│　│　└ 第二感觉区
│　│　　├ 位置:位于中央前回与脑岛叶之间
│　│　　└ 投射分布特点:区内的投射分布安排为正立的,但身体各部分的代表区不如中央后回完善和具体
│　├ 躯体深部感觉(本体感觉)代表区
│　│　├ 位置:位于中央前回
│　│　└ 投射区
│　│　　├ 中央前回既是运动区,也是肌肉本体感觉投射区
│　│　　└ 特点:运动区主要接受小脑和基底神经节传来的反馈投射
│　├ 内脏感觉代表区
│　│　├ 位置:接受内脏感觉的皮层代表区混杂在体表感觉代表区之中
│　│　└ 分区:第二感觉区、运动辅助区和边缘系统的皮层部位都是内脏感觉的投射区
│　└ 特殊感觉代表区
│　　├ 视觉投射区:枕叶皮层是视觉的投射区
│　　├ 听觉代表区
│　　│　├ 位置:颞叶皮层的一定区域是听觉的投射区
│　　│　└ 代表区:人类听觉代表区位于颞横回和颞上回
│　　└ 嗅觉和味觉代表区
│　　　├ 味觉投射区:在中央后回头面部感觉投射区之下侧
│　　　└ 嗅觉代表区:边缘叶的前底部区域(包括梨状区皮层的前部和杏仁核的一部分)与嗅觉功能有关

神经系统的感觉传导通路及感觉分析功能

├─ 脊髓和脑的感觉传导通路

│　├─ 脊髓与脑干感觉传导通路
│　│　├─ 初级传入神经元:其细胞体位于脊髓神经节或脑神经节中
│　│　├─ 后索(脊髓部分)、内侧丘系(脑干部分):传导本体感觉和深部压觉
│　│　├─ 脊髓丘脑侧束传导躯干与四肢的痛、温觉;脊髓丘脑前束传导躯干与四肢的轻触觉
│　│　├─ 三叉丘脑束:传导头面部痛、温触觉
│　│　└─ 背外侧束:参与躯干与四肢痛、温觉的传导

│　├─ 丘脑感觉投射系统
│　│　├─ 丘脑的核团
│　│　│　├─ 第一类细胞群:感觉接替核,如后腹核、内侧膝状体、外侧膝状体
│　│　│　├─ 第二类细胞群:联络核,如丘脑前核、丘脑的外侧腹核、丘脑枕核
│　│　│　└─ 第三类细胞群:髓板内核群,如中央中核、束旁核、中央外侧核
│　│　│
│　│　├─ 特异投射系统与经典的感觉传导通道
│　│　│　├─ 特异投射系统
│　│　│　│　├─ 定义:指丘脑的第一类细胞群,它们投向大脑皮质的特定区域,具有点对点的投射关系;第二类细胞群在结构上大部分也与大脑皮质有特定的投射关系,也可归入特异投射系统
│　│　│　│　└─ 作用:引起特定感觉,并激发大脑皮层发出神经冲动
│　│　│　└─ 经典的感觉传导通道
│　│　│　　　├─ 概念:由三级神经元接替而成,通过丘脑的特异投射系统而作用于大脑皮质
│　│　│　　　└─ 通道的组成:第一级神经元位于脊髓神经节或有关的脑神经节内;第二级神经元位于脊髓后角或脑干的有关神经核内;第三级神经元位于丘脑的感觉接替核内
│　│　│
│　│　└─ 非特异投射系统及网状结构上行激动系统
│　│　　　├─ 非特异投射系统
│　│　　　│　├─ 定义:非特异投射系统是指丘脑的第三类细胞群,它们弥散地投射到大脑皮质的广泛区域,不具有点对点的投射关系
│　│　　　│　├─ 传导通道:脊髓后角或脑干的有关神经核内(即特异投射系统经典传导通道的第二级神经元)发出的纤维通过脑干时,发出侧支与脑干网状结构内的神经元发生突触联系,在网状结构内反复换元上行,抵达丘脑内第三类细胞群,然后进一步弥散性投射到大脑皮质的广泛区域。非特异投射系统没有专一性感觉传导功能,是各种不同的感觉的共同上传途径
│　│　　　│　└─ 作用:本身不能单独激发皮层神经元放电,但可维持与改变大脑皮质的兴奋状态
│　│　　　└─ 网状结构上行激动系统:在脑干网状结构内存在具有上行唤醒作用的功能系统。该系统主要是通过非特异投射系统而发挥作用,是多突触接替的系统

└─ 脊髓和脑的感觉分析功能
　　├─ 浅感觉传导
　　│　├─ 躯干、四肢的痛温觉:脊髓丘脑侧束、背外侧束外侧部
　　│　├─ 躯干、四肢轻触觉:脊髓丘脑前束
　　│　└─ 头面部痛、温触觉:三叉丘脑束
　　├─ 深感觉传导:后索(脊髓部分)和内侧丘系(脑干部分)传导本体感觉和深部压觉,背外侧束内侧部传导本体感觉和触压觉
　　├─ 内脏感觉传导:背外侧束的外侧部
　　└─ 特殊感觉(视听、嗅)传导:较为复杂

躯体感觉和内脏感觉 {

躯体感觉 {

本体感觉 {
- 定义：本体感觉就是深部感觉，包括位置觉和运动觉，主要来自躯体深部的肌肉、肌腱、骨膜和关节等处的组织结构，主要是对躯体空间位置、姿势、运动状态和运动方向的感觉
- 来自肌肉的这些感觉即肌肉本体感觉，其感觉器为肌梭
}

痛觉 {

体表痛 {

快痛和慢痛两种感觉 {
- 快痛：在刺激时很快发生，是尖锐而定位清楚的"刺痛"
- 慢痛：一种定位不明确的"烧灼痛"，一般在刺激过后 0.5～1.0 s 才能被感觉到。痛感强烈而难以忍受，撤除刺激后还可持续数秒，并伴有情绪反应及心血管和呼吸等方面的变化
- 伤害性刺激作用的部位离脑愈远，先后出现的两种痛觉之间的间隔时间愈长
- 痛觉感觉器：游离神经末梢，具有特异性，但非高度特异。组胺可能是体内引起痛觉的自然刺激物
- 人类痛觉投射皮层有三个区域：第一感觉区、第二感觉区和扣带回，扣带回主要与慢痛有关
}

初级痛觉过敏与次级痛觉过敏 {
- 初级痛觉过敏：如果局部体表组织受伤或注射致痛物质辣椒素，此时只要轻触该创伤或注射药物的局部体表就能产生痛觉，而在正常情况下，这样的轻触不会产生痛觉，这种现象称为初级痛觉过敏。初级痛觉过敏是由损伤引起组织释放某些增强痛敏感性的化学物质所致
- 次级痛觉过敏：在创伤和注药部位的周边区也发生轻触导致痛觉的现象，即周边区虽然没有直接受损，但敏感性也有所增加的现象。次级痛觉敏感起源于中枢
- 有理论认为：次级痛觉过敏是由脊髓后角神经元的突触前易化所致
}
}

- 躯体深部痛：与体表痛相比较，伤害引起的深部痛的特点是定位不明确，可伴有恶心、出汗和血压的改变
}
}

内脏感觉 {

内脏痛与牵涉痛 {

内脏痛 {

内脏痛的特点 {
- 定位不明确，主要表现为慢痛，有时可以非常强烈
- 能引起不愉快的情绪反应
- 内脏痛也能产生初级痛觉过敏和次级痛觉过敏
- 中空内脏器官壁上的感受器对扩张性刺激和牵拉性刺激十分敏感
}

- 体腔壁痛：胸膜或腹膜受到炎症刺激时，体腔壁浆膜受到刺激而产生疼痛，也是一种内脏痛
}

- 牵涉痛：某些内脏疾病引起远隔的体表部位发生疼痛或痛觉过敏的现象
}
}
}

知识拓展

神经递质与疾病

神经递质和神经肽对机体功能的完成和平衡都具有重要的作用。神经递质失调会导致机体发生功能异常,甚至导致疾病的发生。例如,脑血管疾病、癫痫、偏头疼和神经系统退行性变异(如阿尔茨海默病、帕金森病、亨廷顿病等),以及其他疾病如脑水肿、脑损伤等疾病中均有相应的神经递质或神经肽异常,其中有些是递质的合成、运输和代谢过程发生障碍,有些则是递质的调节发生异常。

习　题

一、单项选择题

1. 关于兴奋性突触传递的叙述,错误的是(　　　)。

A.突触前轴突末梢去极化

B.Ca^{2+}由膜外进入突触小体内

C.突触囊泡释放递质,并与突触后膜受体结合

D.突触后膜对 Na^+、K^+,特别是对 K^+ 的通透性提高

E.突触后膜电位达到阈电位时,引起突触后神经元兴奋

2. 关于兴奋在中枢传递特征的叙述,正确的是(　　　)。

A.双向传递　　　　　　　　B.不易疲劳

C.中枢延搁　　　　　　　　D.不能总和

E.刺激停止后,传出冲动也立即停止

3. 下列关于脊休克的叙述,错误的是(　　　)。

A.脊髓突然横断后,断面以下的脊髓反射活动暂时丧失

B.断面以下的脊髓反射、感觉和随意运动均可逐渐恢复

C.动物进化程度越高,其恢复速度越慢

D.脊休克的产生,是由于突然失去高位中枢的调控作用

E.反射恢复后,第二次横切脊髓不再导致休克

4. 下列关于条件反射的叙述,不正确的是(　　　)。

A.形成的基本条件是强化　　B.机体在后天生活过程中形成

C.建立后可以发生消退　　　　D.数量有限

E.使机体具有更强的适应性

5. 大脑皮质处于紧张活动时脑电活动主要表现为（　　）。

A.δ 波　　　　　　B.κ-复合波　　　　C.α 波　　　　　　D.β 波　　　　　E.θ 波

6. 以下哪项不属于小脑的功能？（　　）。

A.维持身体平衡　　　　　　B.协调随意运动

C.调节肌紧张　　　　　　　D.调节随意运动

E.以上都是

7. 化学性突触传递过程是（　　）。

A.电—化学—电　　　　　　B.电—电—化学

C.化学—电—电　　　　　　D.化学—化学—电

E.化学—电—化学

8. 兴奋性突触后电位时，（　　）通透性增大。

A.K^+　　　　　B.Na^+　　　　　C.Ca^{2+}　　　　　D.Cl^-　　　　　E.Na^+ 和 Cl^-

9. 抑制性突触后电位时，（　　）通透性增大。

A.K^+　　　　　B.Na^+　　　　　C.Ca^{2+}　　　　　D.Cl^-　　　　　E.Na^+ 和 Cl^-

10. 丘脑特异投射系统的主要功能是（　　）。

A.维持觉醒　　　　　　　　B.调节内脏功能

C.调节肌紧张　　　　　　　D.调节随意运动

E.引起特定的感觉并激发大脑皮质发出神经冲动

11. 丘脑非特异投射系统的主要功能是（　　）。

A.维持和改变大脑皮质的兴奋状态

B.引起特定感觉

C.调节内脏功能

D.调节随意运动

E.协调肌紧张

12. 内脏痛的特征不包括（　　）。

A.缓慢、持久　　　　　　　B.定位不精确

C.对机械牵拉不敏感　　　　D.常可伴有牵涉痛

E.对切割、烧灼等刺激不敏感

13. 发生脊休克时，断面以下的脊髓所支配的躯体出现（　　）。

A.随意运动暂时消失　　　　B.感觉暂时消失

C.反射活动暂时消失　　　　D.反应暂时消失

E.骨骼肌紧张性增加

14. 非特异性投射系统的功能是（　　）。

A.产生特定的感觉　　　　　B.导致动物肌紧张加强

C.产生内脏感觉　　　　　　D.维持大脑皮质的觉醒

E.激发大脑皮质传出冲动

15. 人的基本生命中枢位于（　　　）。

　　A.延髓　　　　　B.脑桥　　　　　C.下丘脑　　　　D.小脑　　　　　E.大脑

16. 以下属于正反馈的是（　　　）。

　　A.体温调节　　　B.凝血　　　　　C.减压反射　　　D.血糖调节

17. 神经纤维传导兴奋的特点，不包括（　　　）。

　　A.结构和功能的完整性　　　　　　B.绝缘性

　　C.单向传导　　　　　　　　　　　D.不疲劳性

　　E.时间延搁

18. 有关钠泵说法错误的是（　　　）。

　　A.具有 ATP 酶的活性

　　B.钠离子与钾离子逆浓度差转运

　　C.是一种主动转运

　　D.膜内外离子浓度不均匀分布，是神经和肌肉细胞兴奋性的基础

　　E.生理情况下，分解一分子 ATP，移出 2 个钠离子，移入 3 个钾离子

19. 以下说法错误的是（　　　）。

　　A.动作电位是细胞兴奋的标志

　　B.静息电位受到阈刺激，发生超极化

　　C.静息电位受到阈刺激，发生去极化

　　D.去极化后再发生复极化

　　E.锋电位在神经纤维上是一次短促尖锐的脉冲样变化

20. 以下为等渗溶液的是（　　　）。

　　A.0.9％NaCl 溶液　　　　　　　　B.0.8％NaCl 溶液

　　C.8％葡萄糖溶液　　　　　　　　　D.0.5％NaCl 溶液

　　E.15％葡萄糖溶液

21. 维持躯体姿势最基本的反射是（　　　）。

　　A.腱反射　　　B.肌紧张　　　C.屈肌反射　　　D.条件反射　　　E.对侧伸肌反射

22. 下列关于神经纤维兴奋传导特征的描述，正确的是（　　　）。

　　A.只能从轴突至末梢单向传导

　　B.神经干中各纤维的动作电位传导互不干扰

　　C.只要结构完整就能正常传导兴奋

　　D.不受内环境因素变化的影响

　　E.连续刺激时，传导能力很快下降

23. 动作电位传导到突触末梢时，以下哪一项是触发神经递质释放的关键变化（　　　）。
　　A.Na^+ 内流　　　B.Ca^{2+} 内流　　　C.K^+ 外流　　　　D.Cl^- 外流　　　　E.Ca^{2+} 外流

24. 对动作电位在突触末梢所触发的神经递质释放来说，可直接使释放量减少的变

化是(　　)。

　　A.Na$^+$内流增加,动作电位时程延长

　　B.Ca^{2+}内流减少

　　C.K$^+$外流减慢

　　D.Ca^{2+}通道通透性增加

　　E.Cl$^-$内流增加

25. 以下哪种机制可最准确地解释突触可塑性中的敏感化(　　)。

　　A.突触后抑制　　B.突触前抑制　　C.突触后易化　　D.突触前易化　　E.突触后加强

26. 产生快速兴奋性突触后电位(快 EPSP)的主要机制是(　　)。

　　A.突触前末梢递质释放增多　　　　B.突触后神经元反应性升高

　　C.突触后膜 K$^+$外流减少　　　　　D.突触后膜 Na$^+$内流增加

　　E.突触后膜 K$^+$外流增加

27. 产生快速抑制性突触后电位(快 IPSP)的主要机制是(　　)。

　　A.突触前末梢兴奋性递质释放碱少

　　B.突触后膜 Ca^{2+}内流减少

　　C.突触后膜 Na$^+$内流减少

　　D.触后膜 Cl$^-$外流增加

　　E.突触后膜 Cl$^-$内流增加

28. 以下哪项对神经递质的描述是正确的(　　)。

　　A.凡能与受体结合的各种物质均可作为神经递质

　　B.只对突触传递效率起调节作用

　　C.一个神经元只释放一种递质

　　D.一种递质只作用于一种受体

　　E.与受体结合生效后很快被消除

29. 下列哪种受体属于 G 蛋白耦联受体(　　)。

　　A.毒蕈碱受体　　B.烟碱受体　　　C.甘氨酸受体　　D.NMDA 受体　　E.GABAA 受体

30. 以下哪个部位是去甲肾上腺素能神经元胞体主要集中的部位(　　)。

　　A.纹状体　　　　B.蓝斑　　　　C.中缝核　　　　D.脊髓前角　　　E.黑质

31. 以下受体类型中,通过激活 PLC-IP$_3$-DG 通路产生生物效应的是(　　)。

　　A.α$_1$受体　　　　B.α$_2$受体　　　　C.β$_1$受体　　　　D.β$_2$受体　　　　E.β$_3$受体

32. β$_3$受体被激活后的主要生理效应是(　　)。

　　A.睫状体肌舒张　　　　　　B.心肌收缩力增强

　　C.肾球旁细胞分泌肾素　　　　D.肝糖原分解

　　E.脂肪分解

33. 患者,女性,36 岁,因宫外孕急性大出血入院。医院在脊髓硬膜外麻醉下为其成功施行了患侧输卵管切除手术。术中(持续约 1.5 h)发现腹腔积血约 1200 mL;输液

600 mL；经尿道插管收集尿液共 35 mL。术后即时测得体温 37.5 ℃,血压 100/70 mmHg,呼吸 30 次/分,较浅,脉搏 130 次/分;面色苍白,口唇轻微发绀。医生决定继续为其静脉输注人工血浆代用品,并拟在输注的液体中加入改善微循环的药物,加入以下哪种药最为合理(　　)。

    A.肾上腺素　　　　　　　　B.去甲肾上腺素

    C.肾上腺素能 β_2 受体阻断剂　　D.肾上腺素能 α_2 受体阻断剂

    E.肾上腺素能 α_1 受体阻断剂

34.30 名大学生在夏令营野餐后 3 小时许,因集体出现轻重不等的乏力、呼吸和吞咽困难、视觉模糊等症状就医。所有患者就医时神志清醒,无发热,但部分患者口齿不清。野餐食物均为自带即食食物,未经烧烤,有蟹酱、肉、果酱、面包、蛋糕、瓶装和易拉罐饮料等。经微生物学相关检查诊断为肉毒梭菌中毒。根据生理学知识,患者肌肉乏力的发生机制是(　　)。

    A.乙酰胆碱合成障碍　　　　B.乙酰胆碱重摄取障碍

    C.乙酰胆碱灭活障碍　　　　D.乙酰胆碱囊泡释放障碍

    E.乙酰胆碱受体被阻断

二、B 型选择题

A.肾上腺素

B.乙酰胆碱

C.去甲肾上腺素

D.多巴胺

E.5-羟色胺

1. 支配肾上腺的交感神经释放的递质是哪一种(　　)。

2. 支配小汗腺的交感神经节后纤维末梢释放的递质是哪一种(　　)。

3. 交感舒血管纤维末梢释放的递质是哪一种(　　)。

4. 交感缩血管纤维末梢释放的递质是哪一种(　　)。

参考答案

一、单项选择题

1. D　2. E　3. B　4. D　5. B　6. D　7. A　8. B　9. D　10. E
11. A　12. C　13. C　14. E　15. A　16. B　17. E　18. E　19. B　20. A
21. E　22. B　23. B　24. E　25. D　26. D　27. E　28. E　29. A　30. B
31. A　32. E　33. E　34. E

二、B 型题

1. B　2. B　3. B　4. C

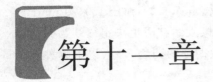

第十一章

内分泌

第一节　激素概述

基础知识归纳总结

一、激素的化学性质

激素根据化学结构可分为胺类激素、多肽与蛋白质类激素和脂类激素三大类（表 11-1）。

表 11-1　激素的化学性质及其作用特征

特征	胺类激素	多肽和蛋白质类激素	脂类激素
化学结构	氨基酸衍生物	氨基酸合成的多肽链	胆固醇衍生物（类固醇类激素）、脂肪酸衍生物（廿烷酸类激素）
溶解特性	水溶性（甲状腺激素为脂溶性）	水溶性	脂溶性
受体定位	细胞膜（甲状腺激素受体定位于胞内）	细胞膜	细胞质和细胞核（也有定位于细胞膜）
示例激素	肾上腺素、甲状腺激素、褪黑素等	下丘脑、垂体、甲状旁腺、胰岛、胃肠道等部位分泌的激素	孕酮、皮质醇、雌二醇、睾酮、前列腺素族、血栓素类、白细胞三烯类等

二、激素的作用机制

激素对靶细胞产生调节效应大致经历受体识别、信号转导、细胞反应、效应终止等环节。

(一)激素受体

位于靶细胞膜或细胞内,其性质一般为大分子蛋白质。依据激素作用的机制,可将激素分成Ⅰ组(与胞内受体结合的激素)与Ⅱ组(与膜受体结合的激素)两大组群。

(二)激素受体介导的细胞内机制

1. 膜受体介导的作用机制

膜受体是一类跨膜蛋白质分子,可分为7次跨膜受体(G蛋白耦联受体)和单次跨膜受体(酪氨酸激酶型受体、酪氨酸激酶相关受体、鸟苷酸环化酶型受体等)。

2. 胞内受体介导的作用机制

有些激素无须膜受体介导,可进入细胞与胞内受体结合成复合物,直接充当介导靶细胞效应的信使,如类固醇激素、甲状腺激素等。类固醇激素通过胞膜受体以及离子通道所引起的快速效应(数分钟甚至数秒)迅速调节神经细胞的兴奋性,称为类固醇激素的非基因组效应。

(三)激素作用的终止

终止激素生物效应是许多环节综合作用的结果:①完善的激素分泌调节系统适时终止激素分泌;②激素与受体分离;③细胞某些酶的限速作用;④被靶细胞内吞(或内化)处理;⑤在肝、肾等器官和血液循环中被降解、灭活或清除等。

三、激素作用的一般特征

各种激素对靶细胞的调节效应表现出一些共同的作用特征(表11-2)。

表 11-2　激素作用的一般特征

作用	特征	相关机制
特异作用	各种激素只选择性作用于与其亲和力高的特定目标,即靶器官、靶腺、靶细胞、靶蛋白、靶基因等	激素作用的特异性并非绝对,有些激素与受体的结合可有交叉现象;也与其代谢酶的分布有关

续表

作用	特征	相关机制
信使作用	激素仅作为一种信使物质或传讯分子在细胞间传递信息	激素并不作为底物或产物直接参与细胞的物质与能量代谢反应过程
高效作用	激素是高效能的生物活性物质,生理状态下,激素的血浓度多在 pmol/L～nmo/L 数量级	激素与受体结合后,在跨膜信号转导过程中激素所携带的信息被逐级放大,可产生效能极高的效应
相互作用	激素之间的生物效应可相互增强、减弱或存在因果依赖关系	协同作用、拮抗作用、允许作用、竞争作用等

第二节　激素的功能

基础知识归纳总结

一、下丘脑-腺垂体激素

(一)下丘脑调节激素

下丘脑的内侧基底部被称为促垂体区,因其能产生多种调节腺垂体分泌的激素而得名(表 11-3)。

表 11-3　下丘脑调节激素的化学性质和主要作用

下丘脑调节肽	缩写	化学性质	主要作用
生长激素释放激素	GHRH	44 肽	促进 GH 分泌
生长抑素	SS	14 肽	抑制 CH 以及 LH、FSH、TSH、PRL、ACTH 的分泌
促甲状腺激素释放激素	TRH	3 肽	促进 TSH 及 PRL 的分泌
促肾上腺皮质激素释放激素	CRH	41 肽	促进 ACTH 的分泌
促性腺激素释放激素	GnRH	10 肽	促进 LH 和 FSH 的分泌
催乳素释放肽	PRP	31 肽	促进 PRL 的分泌

续表

下丘脑调节肽	缩写	化学性质	主要作用
催乳素抑制因子	PIF		抑制 PRL 的分泌
促黑激素释放因子	MRF	5 肽	促进 MSH 的分泌
促黑激素释放抑制因子	MIF	5 肽	抑制 MSH 的分泌

大多数下丘脑调节激素的分泌活动受到神经调节和激素反馈调节这两种机制的调控。

（二）腺垂体激素

腺垂体合成和分泌的激素包括生长激素（growth hormone，GH）、催乳素（prolactin，PRL）、促甲状腺激素（thyroid stimulating hormone，TSH）、促肾上腺皮质激素（adreno-corticotrophic hormone，ACTH）、卵泡刺激素（follicle stimulating hormone，FSH）和黄体生成素（luteinizing hormone，LH）。其中，TSH、ACTH、FSH 与 LH 均作用于各自的内分泌靶腺，参与构成下丘脑-腺垂体-靶腺轴系统。而 GH 和 PRL 等则分别直接作用于其各自的靶细胞或靶组织。

生长激素是腺垂体中含量最多的激素。生物作用：GH 具有即时效应和长时效应，两者分别与调节物质代谢和生长有关。

（1）促进机体生长：GH 广泛影响机体各组织器官的生长，对骨骼、肌肉及内脏器官的作用尤其显著。长骨的骨骺闭合前，GH 直接刺激骨生长板前软骨细胞分化为软骨细胞，同时加宽骺板，骨基质沉积，促进骨的纵向生长。幼年期，GH 分泌不足表现为侏儒症；GH 分泌过多则表现为巨人症。成年后，GH 分泌过多，表现为肢端肥大症。

（2）调节新陈代谢：①抑制外周组织摄取和利用葡萄糖，升高血糖水平；②激活脂肪酶，促进脂解，提供能量；③促进氨基酸利用、蛋白质合成代谢；④增强 DNA、RNA 的合成。

（3）分泌调节：GH 的分泌主要受下丘脑生长激素释放激素与生长抑素的双重调节。

（4）代谢因素：饥饿、运动、低血糖、应激等均可引起 GH 分泌增多，其中，急性低血糖对 GH 分泌的刺激效应最为显著。

（5）睡眠：夜间 GH 分泌量约占全天分泌量的 70%，慢波睡眠后 GH 分泌可出现高峰，转入异相睡眠后，GH 分泌又迅速减少。

二、甲状腺激素

甲状腺是人体最大的内分泌腺，甲状腺激素（thyroid hormone，TH）由滤泡上皮细胞合成,并以胶质形式储存于滤泡腔中。甲状腺激素广泛调节机体的生长发育、新陈代谢等多种功能活动。

（一）甲状腺激素的合成与代谢

甲状腺激素包括甲状腺素(T4,即四碘甲腺原氨酸)、三碘甲腺原氨酸(T3)和极少量的逆三碘甲腺原氨酸(rT3),T4 的分泌量最大,T3 的生物活性最强。

1. 甲状腺激素的合成

碘和甲状腺球蛋白(thyroglobulin,TG)是 TH 合成的必需原料。甲状腺过氧化物酶(thyroid peroxidase,TPO)是 TH 合成的关键酶。甲状腺滤泡上皮细胞是合成和分泌 TH 的功能单位,并受腺垂体促甲状腺激素(TSH)的调控。甲状腺滤泡上皮细胞合成 TH 的过程可分为以下步骤:聚碘、碘的活化、酪氨酸的碘化与碘化酪氨酸的缩合。

(1)聚碘:滤泡上皮细胞摄取碘的过程是逆电-化学梯度进行的主动转运过程,称为碘捕获,属于继发性主动转运,是由滤泡上皮细胞基底膜的钠-碘同向转运体(Na^+-I^- symporter,NIS)介导的。

(2)碘的活化:在 H_2O_2 存在的条件下,细胞内聚集的无机碘在 TPO 的作用下被活化为有机碘。

(3)酪氨酸的碘化:TG 分子上酪氨酸残基苯环上的氢在 TPO 催化下被活化碘取代,生成一碘酪氨酸(mono-iodotyrosine,MIT)或二碘酪氨酸(diiodotyrosine,DIT)。

(4)缩合:在 TPO 催化下,同一 TG 分子内的 MIT 和 DIT 分别耦联成 T4 和/或 T3。

2. 甲状腺激素的分泌

在 TSH 作用下,甲状腺滤泡上皮细胞顶端膜微绒毛伸出伪足,以吞饮的方式将含 TG 的胶质滴摄入细胞内。胶质滴随即在溶酶体蛋白酶的作用下,水解 TG 分子上的肽键,释放出游离的 T4、T3 以及 MIT 和 DIT 等。

3. 甲状腺激素的运输和降解

TH 在释放入血后,仅极少量以游离形式存在,99％以上以与血浆蛋白结合的形式运输。血浆中与 TH 结合的蛋白质主要有甲状腺素结合球蛋白(thyroid binding globulin,TBG)、甲状腺素转运蛋白(transthyretin,TTR)和白蛋白 3 种,其中与 TBG 结合的 TH 约占结合总量的 75％。TH 主要在肝、肾、骨骼肌等部位降解,降解的途径主要包括脱碘代谢、与葡糖醛酸结合、脱氨基和羧基等方式。脱碘是 TH 最主要的降解方式。

（二）甲状腺激素的生物作用

TH 几乎作用于机体的所有组织,从多方面调节新陈代谢与生长发育,是维持机体功能活动的基础性激素,其生物效应十分广泛。

TH 属于亲脂性激素,可穿越细胞膜和细胞核膜,与细胞核内的甲状腺激素受体

(thyroid hormone receptor,THR)结合,与 THR 结合后再与其他核转录因子共同调节靶基因转录表达,最终产生一系列生物学效应。此外,在心肌、骨骼肌、脂肪、垂体等组织可见到 TH 的非基因组效应。

1. 促进生长发育

TH 是胎儿和新生儿脑发育的关键激素。TH 能与 GH 协同调控幼年期的骨的生长发育。因此,胚胎期及幼儿期如果缺乏 TH,可导致不可逆的神经系统发育障碍以及骨骼的生长发育与成熟延迟或停滞,称为克汀病(或称呆小症)。

2. 调节新陈代谢

(1)能量代谢:TH 能使全身绝大多数组织的基础氧消耗量增加,进而使产热量增加,对心脏的效应最为显著。甲状腺功能亢进(简称甲亢)时,产热量增加,BMR 可升高 25%~80%,患者喜凉怕热、多汗、体重下降;甲状腺功能减退(简称甲减)时,产热量减少,BMR 降低,患者喜热恶寒、体重增加。

(2)糖代谢:TH 具有升高血糖的作用,但由于 TH 又可以同时加强脂肪、肌肉等外周组织对葡萄糖的利用和葡萄糖的氧化,因此其又有降低血糖的作用。甲亢时常表现为进食后血糖迅速升高,甚至出现糖尿,但随后血糖又能很快降低。

(3)脂类代谢:甲亢时表现为体脂消耗增加,总体脂量减少,血胆固醇含量低于正常;而甲减时,体脂比例增大,血胆固醇含量升高,易发生动脉粥样硬化。

(4)蛋白质代谢:生理情况下,合成作用占优势,有利于机体的生长发育及维持各种功能活动,表现为正氮平衡;但 TH 分泌过多则促进蛋白质的分解,表现为负氮平衡。

(5)影响器官系统功能:TH 是维持机体基础性活动的激素,对各器官系统功能都有不同程度的影响(表 11-4)。

表 11-4　TH 对各器官系统功能的影响

器官系统	主要作用
神经系统	提高中枢神经系统的兴奋性;提高细胞对儿茶酚胺的敏感性(拟交感神经作用)
心血管系统	加快心率(正性变时效应),增强心肌收缩力(正性变力效应);促进血管平滑肌舒张,降低外周阻力,降低舒张压
消化系统	增强消化道的运动和消化腺的分泌;增强小肠黏膜的吸收
血液系统	增加促红细胞生成素,增加红细胞的生成;增加红细胞内的 2,3-DPG 含量,促进氧合血红蛋白向组织释放氧
呼吸系统	提升呼吸频率和深度;增加肺泡表面活性物质生成
泌尿系统	提高肾小球滤过率,增加水排出量,减少细胞外液量
骨骼系统	促进骨质吸收和骨形成,促进骨生长和骨转化,升高血钙,升高尿钙
内分泌系统	促进激素分泌,提高激素代谢率,提高组织对其他激素的需要量
生殖系统	维持正常性欲、性功能和性腺功能

（三）甲状腺功能的调节

下丘脑-腺垂体-甲状腺轴的调节：在下丘脑-腺垂体-甲状腺轴调节系统中，下丘脑释放的 TRH 通过垂体门脉系统刺激腺垂体的促甲状腺细胞分泌 TSH，TSH 刺激甲状腺腺体的增生以及 TH 的合成与分泌；而当血液中游离的 TH 达到一定水平时，又通过负反馈机制抑制 TSH 和 TRH 的分泌，如此形成"TRH—TSH—TH"分泌的自动控制环路。

甲状腺功能的自身调节：过量碘（>10 mmol/L）抑制 TH 合成的效应称为碘阻滞效应（Wolff-Chaikoff effect）。

三、甲状旁腺激素

甲状旁腺主细胞分泌的甲状旁腺激素（parathyroid hormone，PTH）、甲状腺 C 细胞分泌的降钙素（calcitonin，CT），以及由皮肤、肝、肾等器官联合作用生成的 1,25-二羟维生素 D_3 是共同调节机体钙、磷代谢稳态的 3 种基础激素，称为钙调节激素。

甲状旁腺激素（PTH）总的效应是升高血钙和降低血磷。PTH 的靶器官主要是肾脏和骨，通过影响肾小管对钙磷的重吸收以及促进骨钙入血而调节血钙、血磷的稳态。

维生素 D_3 无生物活性，需要经过两次羟化才具有生物活性。1,25-二羟维生素 D_3（钙三醇）生物活性最强。$1,25\text{-}(OH)_2\text{-}D_3$ 可促进小肠黏膜上皮细胞对钙的吸收，升高血钙，也能升高血磷。$1,25\text{-}(OH)_2\text{-}D_3$ 对骨吸收（直接作用）和骨形成（间接作用）均有影响，总的效应是升高血钙和血磷。

表 11-5　甲状旁腺激素、$1,25\text{-}(OH)_2\text{-}D_3$ 对钙磷代谢的调节

作用	甲状旁腺激素	$1,25\text{-}(OH)_2\text{-}D_3$
溶骨作用	↑↑	↑
成骨作用	↓	↑
小肠钙吸收	↑	↑↑
小肠磷吸收	↑	↑
肾脏钙重吸收	↑	↑
肾脏磷重吸收	↓	↑
总血钙水平	↑	↑
总血磷水平	↓	↑

四、胰岛素

胰岛素与靶细胞膜上胰岛素受体 α 亚单位结合,引起胰岛素受体 β 亚单位的酪氨酸残基磷酸化,激活受体内酪氨酸蛋白激酶以及细胞内耦联的胰岛素受体底物(insulin receptor substrate,IRS)蛋白,经过 IRS 下游信号途径,最终引起生物学效应,包括葡萄糖转运,糖原、脂肪及蛋白质的合成,以及一些基因的转录和表达。

胰岛素是促进物质合成代谢、维持血糖浓度稳定的关键激素,对机体能源物质的储存及生长发育有重要意义,作用的靶组织主要是肝、肌肉和脂肪组织。

(1)糖代谢:当血糖浓度升高时,胰岛素是体内唯一降低血糖的激素。胰岛素的降糖作用主要通过减少血糖的来源(抑制肝糖原分解和糖异生作用)以及增加血糖的去路(促进糖原合成、促进外周组织氧化利用糖类和促进糖类转化为非糖物质)实现。

(2)脂肪代谢:胰岛素可促进脂肪的合成与储存,并抑制脂肪的分解与利用。

(3)蛋白质代谢:胰岛素能促进蛋白质的合成,并抑制蛋白质的分解。糖尿病患者血糖升高后的渗透性利尿可引起多尿,继而多饮,并且由于葡萄糖、脂肪、蛋白质代谢紊乱而出现体重减轻、疲乏无力等症状。

(4)对生长的作用:胰岛素促进生长的作用有直接作用和间接作用,前者通过胰岛素受体实现,后者则通过其他促生长因子作用实现。

五、胰高血糖素

胰高血糖素是胰岛 α 细胞分泌的含 29 个氨基酸残基的多肽激素。

胰高血糖素的生物作用:与胰岛素的作用相反,胰高血糖素是一种促进物质分解代谢的激素,能动员体内能源物质分解供能。

胰高血糖素的分泌调节:胰岛素和胰高血糖素通过不同途径对血糖的稳态起到重要的调节作用,机体内的多种因素共同调节这两种激素的分泌(表 11-6)。

表 11-6　胰岛素和胰高血糖素的主要作用及调节因素

项目	胰岛素	胰高血糖素
分泌细胞	胰岛 β 细胞	胰岛 α 细胞
结构性质	51 个氨基酸残基的多肽	29 个氨基酸残基的多肽
靶细胞受体	酪氨酸激酶受体	G 蛋白耦联受体
主要靶细胞	肝脏、骨骼肌、脂肪	肝脏
主要作用	降低血糖	升高血糖
主要作用机制	促进糖原合成,抑制糖原分解,抑制糖异生	抑制糖原合成,促进糖原分解

六、糖皮质激素

(一)糖皮质激素的作用

肾上腺皮质分泌的糖皮质激素(glucocorticoid,GC)中,90%为皮质醇(又名氢化可的松),10%为皮质酮,且95%的GC效应来源于皮质醇。GC可通过基因组效应和非基因组效应发挥作用,体内大多数组织存在糖皮质激素受体,因此GC的作用广泛而复杂。

(1)对物质代谢的影响:GC对体内三大物质代谢均有显著影响。

①糖代谢:GC是调节糖代谢的重要激素之一,因能显著升高血糖而得名。GC主要通过减少组织对糖的利用和加速肝糖异生而使血糖升高。因此,GC分泌过多可使血糖升高,而GC缺乏则可致血糖降低。

②脂肪代谢:GC可提高四肢部分的脂肪酶活性,促进脂肪分解,使血浆中脂肪酸浓度增加,并向肝脏转移,增强脂肪酸在肝内的氧化,以利于肝糖原异生;GC也能加强细胞内脂肪酸氧化供能。这些效应有利于在饥饿或其他应激情况下,细胞的供能从糖代谢向脂代谢转化。GC引起的高血糖可继发引起胰岛素分泌增加,反而加强脂肪合成,增加脂肪沉积,使机体内脂肪重新分布,主要沉积于面、颈、躯干和腹部,而四肢分布减少,形成"满月脸""水牛背""向心性肥胖"体征,称为库欣综合征(Cushing's syndrome)。

③蛋白质代谢:GC能抑制肝外组织细胞内的蛋白质合成,加速其分解,减少氨基酸转运入肌肉等肝外组织,为肝糖异生提供原料;相反,却能促进肝外组织产生的氨基酸转运入肝,提高肝内蛋白质合成酶的活性,使肝内蛋白质合成增加,血浆蛋白也相应增加。因此,当糖皮质激素分泌过多时,可出现肌肉消瘦、骨质疏松、皮肤变薄等体征。

(2)参与应激反应:GC在机体抵抗有害刺激的应激反应中发挥着至关重要的作用,包括维持血压、维持血糖、动员脂肪供能、对抗细胞损伤、抑制炎症反应等。

(3)对组织器官活动的影响:

①对血细胞的影响:GC可增强骨髓的造血功能,使血液中红细胞、血小板和中性粒细胞的数量增加,但却使淋巴细胞和嗜酸性粒细胞数量减少。因此,在临床上,GC可以用于治疗淋巴细胞性白血病。但是,长期应用GC可导致机体免疫功能下降,容易发生感染。

②对循环系统的作用:GC对心血管系统的作用包括提高心肌、血管平滑肌对儿茶酚胺类激素的敏感性(允许作用),上调心肌、血管平滑肌细胞肾上腺素能受体的表达,并使这些受体与儿茶酚胺的亲和力增加,加强心肌收缩力,增加血管紧张度,维持正常血压;

抑制前列腺素的合成,降低毛细血管的通透性,减少血浆滤过,维持循环血量。

③对胃肠道的影响:GC 可促进胃腺分泌盐酸和胃蛋白酶原,也可提高胃腺细胞对迷走神经与促胃液素的反应性,故长期大量应用 GC 易诱发或加重消化性溃疡。

(4)调节水盐代谢:GC 可在一定程度上促进肾远曲小管和集合管的保钠排钾作用,这是因为一方面,GC 可与醛固酮受体发生交叉结合,产生一定的醛固酮样作用,但这种作用仅约为醛固酮的 1/500;另一方面,GC 能降低入球小动脉的血流阻力,增加肾血浆流量和肾小球滤过率,还能抑制血管升压素的分泌,因此有利于肾排水。肾上腺皮质功能减退可导致肾排水障碍,甚至引起"水中毒",若补充 GC 则可缓解症状。另外,大量服用 GC 可减少小肠黏膜对钙的吸收,还能抑制肾近端小管对钙、磷的重吸收,增加其排泄量。

除上述作用外,GC 尚能促进胎儿肺泡发育及肺表面活性物质的生成,防止新生儿呼吸窘迫综合征的发生;还可维持中枢神经系统的正常兴奋性,改变行为和认知能力,影响胎儿和新生儿的脑发育;过量使用 GC 还可引起失眠、情绪激动或压抑、记忆力减退等症状。药理剂量(大剂量)的 GC 还能抑制炎症反应和免疫反应,因而具有抗炎、抗过敏、抗休克等作用。

(二)糖皮质激素分泌的调节

糖皮质激素的分泌分为基础分泌和应激分泌,两者均受下丘脑-腺垂体-肾上腺皮质轴的调节。

1. 下丘脑-腺垂体-肾上腺皮质轴的调节

下丘脑室旁核分泌促肾上腺皮质激素释放激素(corticotropin-releasing hormone,CRH)与血管升压素(vasopressin,VP),通过垂体门脉系统到达腺垂体,分别与促肾上腺皮质激素(adrenocorticotropic hormone,ACTH)细胞 CRH 受体-1(CRH-R1)和 V3 受体结合,促进腺垂体分泌 ACTH,继而促进 GC 分泌。

2. 糖皮质激素的反馈调节

在生理情况下,当血中 GC 浓度增大时,可反馈抑制腺垂体 ACTH 细胞和下丘脑 CRH 神经元的活动,使 ACTH、CRH 的合成和释放减少,且 ACTH 细胞对 CRH 的敏感性下降,使血中 GC 降低,这种长反馈调节有利于维持血液中 GC 的稳态。在临床上,长期大剂量应用 GC 的最终结果是腺垂体 ACTH 分泌的抑制,ACTH 分泌的不足导致肾上腺皮质束状带和网状带的萎缩,久而久之,受抑制的下丘脑-腺垂体-肾上腺轴将失去对刺激的反应性。所以,在临床上,若患者长期应用外源性的皮质激素制剂而突然撤药,将引起急性肾上腺皮质功能减退的危急症状;应逐渐减量停药或在治疗过程中间断补充 ACTH,防止肾上腺皮质萎缩。

3. 应激性调节

当机体受到应激原刺激时,下丘脑 CRH 神经元分泌增强,刺激腺垂体 ACTH 分泌,最后引起肾上腺皮质激素的大量分泌,以提高机体对伤害性刺激的耐受能力。在应激情况下导致的 GC 分泌量明显增多完全不受上述轴系负反馈的影响。

七、肾上腺髓质激素

肾上腺髓质细胞在功能上相当于无轴突的交感神经节后神经元,分泌的激素主要为肾上腺素和去甲肾上腺素,还有少量的多巴胺。

(一)生物学作用

(1)肾上腺素和去甲肾上腺素作用于靶细胞 α 受体和 β 受体后,分别通过 PLC-IP$_3$/DG-PKC 和 AC-cAMP-PKA 信号转导通路发挥作用。

(2)调节物质代谢。

(3)参与应激反应。

(二)分泌的调节

1. 交感神经的作用

交感神经兴奋时,节前纤维末梢释放乙酰胆碱,作用于肾上腺髓质嗜铬细胞膜中的 N1 受体,促使肾上腺髓质激素分泌,同时也提高靶细胞中儿茶酚胺合成酶系的活性,促进儿茶酚胺的合成。ACTH 可直接或间接(通过引起 GC 分泌)提高嗜铬细胞内儿茶酚胺有关合成酶的活性,促进儿茶酚胺的合成及分泌。

2. 自身反馈性调节

当肾上腺髓质嗜铬细胞中去甲肾上腺素或多巴胺含量增多到一定水平时,可负反馈抑制酪氨酸羟化酶的活性;而当肾上腺素合成增多到一定程度时,则可负反馈抑制苯乙醇胺氮位甲基转移酶(phenethanolamine nitrogen methyltransferase,PNMT)的活性,阻止儿茶酚胺的进一步合成。反之,当嗜铬细胞内儿茶酚胺含量减少时,对上述合成酶的抑制作用被解除,儿茶酚胺合成增加,从而保持激素合成的稳态。另外,儿茶酚胺的分泌还受到机体代谢状态的影响,如低血糖时,嗜铬细胞分泌肾上腺素和去甲肾上腺素增加,促进糖原分解,使血糖升高。

激素 {
　激素的定义:内分泌细胞所分泌的高效能的生物活性物质,经组织液或血液传递而发挥其调节作用,是细胞与细胞之间传递信息的化学信号物质

　激素的分泌细胞 {
　　内分泌细胞
　　兼有内分泌作用的细胞:如神经激素是神经内分泌细胞产生的激素
　}

　作用方式 {
　　远距分泌:大多数激素经血液运输至远距离的靶组织发挥作用的方式
　　旁分泌:某些激素可不经血液运输,仅由组织液扩散而作用于邻近细胞的方式
　　自分泌:内分泌细胞所分泌的激素在局部扩散又返回作用于该分泌细胞而发挥反馈作用的方式
　　神经分泌:神经激素沿神经细胞轴突借轴浆流动运送至末梢而释放的方式
　}
}

激素作用的一般特性 {
　激素的信息传递作用:将生物信息传递到靶细胞,调节其固有生理生化反应
　激素作用的相对特异性:其特异性在于靶细胞上存在能与该激素发生特异性结合的受体
　激素的高效能生物放大作用
　激素间的相互作用
　允许作用:激素本身并不能直接对某些组织细胞产生效应,然而在其存在的条件下,可使另一处激素的作用明显增强,即对另一种激素的效应起支持作用。糖皮质激素的允许作用是最明显的
}

腺垂体(分类、主要种类的功能及分泌调节) {
　生长激素 {
　　作用:①促生长作用:幼年时缺乏患侏儒症、过多患巨人症,成年时生长素过多患肢端肥大症。除生长素外,促生长作用的激素还原染料甲状腺素、胰岛素、雄激素等
　　②对代谢的作用:加速蛋白质的合成,促进脂肪分解,生理水平生长素加强葡萄糖的利用,过量生长素则抑制葡萄糖的利用
　　③分泌的调节:受下丘脑 GHRH 与生长抑素的双重调节,而代谢因素、睡眠则间接影响其分泌
　}

　催乳素 {
　　引起和维持泌乳:人催乳素刺激妊娠期乳腺生长发育、促进乳汁的合成与分泌,并维持泌乳。而刺激女性青春期乳腺发育的激素主要是雌激素,其他激素如生长素、孕激素、甲状腺素等起协同作用。缩宫素、催乳素是与妊娠、哺乳有关激素,对青春期乳腺发育无作用。性激素促进副性征的发育,对青春期乳腺发育起重要作用
　　对卵巢的作用:小量的催乳素对卵巢雌激素与孕激素的合成起促进作用,而大量的催乳素则有抑制作用
　　在应激反应中的作用:催乳素、促肾上腺皮质激素、生长素是应激反应三大腺垂体激素
　}
}

肾上腺皮质激素（分类、主要种类功能及分泌调节）
├ 肾上腺皮质激素的种类
│   ├ 盐皮质激素(醛固酮)：由球状带分泌
│   ├ 糖皮质激素(氢化可的松)：由束状带分泌
│   ├ 性激素(雄激素、雌激素)：由网状带分泌
│   └ 这三类激素均为类固醇激素,合成场所在线粒体,原料为胆固醇
├ 糖皮质激素的作用
│   ├ 对物质代谢的影响：糖皮质激素是促进分解代谢的激素
│   ├ 类别：促进糖异生而升高血糖,促进蛋白质分解
│   ├ 对水盐代谢的影响：对水的排出有促进作用,有较弱的保钠排钾作用
│   ├ 在应激中发挥作用,维持血管对儿茶酚胺的敏感性——允许作用
│   ├ 使红细胞、血小板、中性粒细胞在血液中的数目增加,使淋巴细胞、嗜酸粒细胞减少
│   └ 其他：抗休克、抗炎、抗过敏、抗毒,提高中枢神经兴奋性
└ 糖皮质激素分泌的调节：受下丘脑-腺垂体-肾上腺皮质轴的调节存在着靶腺激素的长反馈及 ACTH 对 CRH 分泌的短反馈调节

甲状腺激素
├ 甲状腺激素包括：三碘甲状腺原氨酸(T3)和四碘甲状腺原氨酸(T4),甲状腺合成、释放的 T4 多于 T3
├ 甲状腺激素的生物学作用
│   ├ 对生长发育的作用：影响长骨和中枢神经的发育。婴幼儿若缺乏甲状腺激素,可患呆小病
│   ├ 对机体代谢的影响
│   │   ├ 提高基础代谢率,增加产热量
│   │   ├ 对三大营养物质的代谢既有合成作用又有分解作用,甲状腺功能低下时,蛋白质合成水平低下,会出现黏液性水肿
│   │   └ 提高中枢神经系统及交感神经兴奋性,甲亢患者表现为易激动、烦躁不安、多言等症状
│   └ 对心血管系统的作用：使心率增快,心肌收缩力增强
└ 甲状腺激素分泌的调节
    ├ 下丘脑对腺体的调节：下丘脑分泌的促甲状腺激素释放激素(TRH)对腺垂体起调节作用,可促进腺垂体合成和释放促甲状腺激素(TSH);而下丘脑分泌的生长抑素则抑制 TSH 的合成和释放
    ├ 下丘脑-腺垂体-甲状腺轴的作用
    │   腺垂体对甲状腺的调节：TSH 是促进 T3、T4 合成和分泌最主要的激素,影响甲状腺激素的合成：
    │   ①促进碘泵活动,增加碘的摄取出
    │   ②促进碘的活化
    │   ③促进酪氨酸碘化
    │   ④促进甲状球蛋白水解和 T4 释放
    │   ⑤促进甲状腺增殖
    ├ 甲状腺激素的负反馈调节：腺垂体对血中 T3、T4 变化十分敏感,血中 T3、T4 浓度升高,可引起 TSH 合成、分泌减少
    ├ 甲状腺自身调节：摄入碘量高,抑制甲状腺激素释放;摄入碘量少,则代偿性甲状腺激素释放增多。长期缺碘可致地方性甲状腺肿大
    └ 神经系统的调节：交感神经活跃促进 T3、T4 合成和释放;副交感神经活跃抑制 T3、T4 合成和释放

胰
岛
素
├─ 胰岛细胞及分泌的激素：A 细胞——胰高血糖素；B 细胞——胰岛素；P 细胞——
│　　胰多肽
├─ 胰岛素生物学作用：┌糖代谢：加速葡萄糖的摄取、贮存和利用，降低血糖浓度
│　促进合成代谢，维持┤脂肪代谢：促进脂肪的合成，抑制脂肪的分解
│　血糖稳定　　　　　└蛋白质代谢：促进蛋白质的合成和贮存，抑制蛋白质分解
└─ 胰岛素分泌的调节
　　┌血糖的作用
　　├氨基酸和脂肪的作用
　　├激素的作用：①胃泌素、促胰液素、胆囊收缩素、抑胃肽等胃肠激素能
　　│　　促进胰岛素分泌。这是口服比静脉注射葡萄糖更易引起胰岛素
　　│　　分泌的原因
　　│　②生长激素、雌激素、孕酮促进胰岛素分泌，而肾上腺素抑制胰岛
　　│　　素分泌
　　│　③胰高血糖素可通过对胰岛 B 细胞的直接作用和升高血糖的间
　　│　　接作用而引起胰岛素分泌
　　└神经调节：刺激迷走神经，可通过乙酰胆碱作用于 M 受体，直接促进
　　　　胰岛素的分泌；迷走神经还可通过刺激胃肠激素的释放，间接促
　　　　进胰岛素的分泌；交感神经兴奋时，则通过去甲肾上腺素作用于
　　　　β 受体，抑制胰岛素分泌

知识拓展

内分泌失调

　　内分泌失调是一个很大的概念，并不是一种单一的疾病。常见的为性激素、肾上腺皮质激素、胰岛素、甲状腺素等的失调，所有的激素出现异常都可以称为内分泌失调。

　　1. 临床表现

　　(1)皮肤变化：表现为皮肤出现色斑，面色发暗。

　　(2)脾气急躁，情绪变大，容易出汗。

　　(3)肥胖。

　　(4)女性体毛增多，出现胡须、喉结等男性化体征。

　　(5)妇科疾病：常见的有月经不调、痛经、子宫内膜异位症、乳房胀痛、乳腺增生甚至乳腺癌，还有一部分女性表现为不孕。

　　(6)白发和早衰。

2. 常见疾病

(1)垂体疾病：垂体功能亢进或低下，垂体肿瘤。

(2)甲状腺疾病：甲状腺功能亢进或减退症。

(3)肾上腺疾病：肾上腺皮质功能减退症、皮质醇增多症和醛固酮增多症等。

(4)男性睾丸内分泌异常的病变：原发性睾丸功能低下和继发性睾丸功能低下。

治疗原则：调节内分泌，使各种激素重新恢复稳态。针对不同疾病的病因采取相应的方法。对于激素分泌过多造成的功能亢进，以抑制和消减为原则，可以采取手术切除内分泌肿瘤，或药物抑制激素的分泌和合成的方法治疗；对于激素分泌过少造成的失调，治疗原则是补充其不足，包括补充生理剂量激素、器官移植等。

习 题

一、单项选择题

1. 对去甲肾上腺素的缩血管作用具有允许作用的激素是（　　）。

A.甲状腺激素　　　　　　　　B.甲状旁腺激素

C.糖皮质激素　　　　　　　　D.肾上腺素

E.胰岛素

2. 向心性肥胖是由下列哪种激素分泌增多所致？（　　）。

A.甲状腺激素　　　　　　　　B.甲状旁腺激素

C.糖皮质激素　　　　　　　　D.肾上腺素

E.胰岛素

3. 能使血糖水平降低的激素是（　　）。

A.生长激素　　B.甲状腺激素　　C.肾上腺素　　　D.糖皮质激素　　E.胰岛素

4. 幼年时甲状腺激素分泌不足可导致（　　）。

A.侏儒症　　　B.糖尿病　　　C.佝偻病　　　D.呆小症　　　E.肢端肥大症

5. 胰岛素分泌不足可导致（　　）。

A.肢端肥大症　　B.侏儒症　　　C.糖尿病　　　D.佝偻病　　　E.呆小症

6. 下列不属于激素作用的特征的是（　　）。

A.信息传递　　B.非特异性　　C.高效性　　　D.相互作用　　E.广泛性

7. 黏液性水肿是下列何种激素缺乏所致？（　　）。

A.胰岛素　　　B.甲状腺激素　C.肾上腺素　　D.降钙素　　　E.糖皮质激素

8. 能刺激红细胞生成增多的激素是（　　）。

A.雌激素　　　B.催产素　　　C.孕激素　　　D.睾酮

E.促黄体生成激素

9. 幼年时维生素 D_3 缺乏可导致（　　）。

A.呆小症　　　B.糖尿病　　　C.肢端肥大症　D.侏儒症　　　E.佝偻病

10. 以下激素能"升高血钙,降低血磷"的是（　　）。

A.甲状腺激素　　　　　　B.胰岛素

C.甲状旁腺激素　　　　　D.肾上腺皮质激素

E.生长激素

11. 关于女性体温的叙述,错误的是（　　）。

A.与孕激素有关　　　　　B.月经期较低

C.排卵日最低　　　　　　D.比同龄男子体温略低

E.随月经周期不同而发生变动

12. 属于胺类激素的是（　　）。

A.皮质醇　　　　　　　　B.甲状腺激素

C.促甲状腺激素　　　　　D.催乳素

E.雌激素

13. 具有亲脂特性的激素是（　　）。

A.生长激素　　B.胰岛素　　　C.醛固酮　　　D.肾上腺素　　E.血管升压素

14. 经靶细胞内生成 cAMP 为第二信使产生调节效应的激素是（　　）。

A.糖皮质激素　B.甲状腺激素　C.胰岛素　　　E.睾酮　　　　D.肾上腺素

15. 在细胞内依赖 cAMP 直接活化的底物酶是（　　）。

A.PLC　　　　B.PDE　　　　C.PKA　　　　D.PLC　　　　E.AC

16. 具有酪氨酸蛋白激酶活性的激素受体是（　　）。

A.生长激素受体　　　　　　B.甲状旁腺激素受体

C.胰岛素受体　　　　　　　D.促肾上腺皮质激素受体

E.催产素受体

17. 血中激素浓度极低,但生理作用却非常明显,这是因为（　　）。

A.激素的半衰期非常长

B.细胞内存在高效能的生物放大系统

C.激素的特异性很高

D.激素分泌的持续时间非常长

E.激素在体内随血液分布全身

18. 关于激素的叙述,错误的是(　　　　)。

A.脂类激素主要与胞内受体结合调节靶细胞的基因转录过程

B.多数内分泌细胞只分泌一种激素

C.激素可通过血液循环运送至远距离的靶细胞发挥作用

D.多数激素的分泌呈脉冲式,且具有一定的生物节律性

E.胺类激素的受体均位于细胞膜

19. 必须通过胞膜受体介导调节靶细胞活动的激素是(　　　　)。

A.钙三醇　　　　　　　　　　B.促甲状腺激素

C.醛固酮　　　　　　　　　　D.睾酮

E.糖皮质激素

20. 可由神经元分泌的激素是(　　　　)。

A.缩宫素　　　　　　　　　　B.卵泡刺激素

C.促甲状腺激素　　　　　　　D.催乳素

E.甲状腺激素

21. 属于脂类激素的是(　　　　)。

A.醛固酮　　　　　　　　　　B.胰岛素

C.促甲状腺激素　　　　　　　D.促肾上腺皮质激素

E.甲状腺激素

22. 生长激素所属的激素类型是(　　　　)。

A.胺类激素　　　　　　　　　B.蛋白质类激素

C.肽类激素　　　　　　　　　D.脂肪酸衍生类激素

E.类固醇类激素

23. 生长激素、胰高血糖素和糖皮质激素共同作用时的升高血糖的效应远远超过它们各自单独的升血糖作用,该效应称为(　　　　)。

A.协同作用　　B.拮抗作用　　C.相加作用　　D.允许作用　　E.特异作用

24. 男性,45 岁,因大量失血入院,血压 70/50 mmHg,心率 45 次/分,医生在给予肾上腺素强心升血压治疗的同时,还合并给予糖皮质激素。糖皮质激素和肾上腺素之间的关系是(　　　　)。

A.协同作用　　　B.拮抗作用　　　C.相加作用　　　D.允许作用　　　E.特异作用

25. 属于下丘脑调节激素的是(　　　　)。

A.PRL　　　　B.CRH　　　　C.CH　　　　D.TSH　　　　E.FSH

26. 能促进 ACTH 分泌的下丘脑调节肽是(　　　　)。

A.TRH　　　B.GnRH　　　C.GHRH　　　D.CRH　　　E.PRF

27. 下丘脑与腺垂体之间的主要联系途径是(　　　　)。

A.淋巴循环　　　　　　　　B.垂体束

C.垂体门脉系统　　　　　　D.神经纤维

E.脑脊液

28.生长激素受体的结构功能特征是（　　　）。

A.多次跨膜的单链结构

B.被内在化后产生调节效应

C.类似于 TSH 受体的作用机制

D.需要二聚化后才能产生调节效应

E.经 AC-cAMP-PKA 途径转导调节信号

29.生长激素的分泌具有昼夜周期性特征,其分泌高峰出现的时间范围是（　　　）。

A.清晨初醒　　B.上午工作　　C.中午进餐　　D.下午工作　　E.深睡之后

30.通常引起 GH 分泌显著增加的机体状况是（　　　）。

A.觉醒状态　　B.轻度运动　　C.进餐期间　　D.慢波睡眠　　E.异相睡眠

31.幼年时缺乏生长激素可导致（　　　）。

A.呆小症　　B.侏儒症　　C.糖尿病　　D.佝偻病　　E.舞蹈症

32.生长激素分泌过多的患者可能出现的现象是（　　　）。

A.血中脂肪酸含量减少

B.血中胰岛素样生长因子含量减少

C.血糖升高

D.甘油三酯蓄积

E.尿氮含量增加

33.不受腺垂体激素调控的内分泌腺所分泌的激素是（　　　）。

A.糖皮质激素　　　　　　　B.甲状腺激素

C.甲状旁腺激素　　　　　　D.雌激素

E.雄激素

34.垂体功能减退会出现的症状是（　　　）。

A.基础代谢率降低　　　　　B.血糖升高

C.尿液浓缩,尿量减少　　　　D.神经兴奋性增高

E.应激耐受力增加

35.患儿,4 岁,因垂体肿瘤,生长激素分泌过多,同时伴视觉障碍,如不及时治疗可能产生的后果是（　　　）。

A.GH 分泌过多,肢端肥大症

B.IGF-1 分泌过多,肢端肥大症

C.GH 分泌过多,侏儒症

D.IGF-1 分泌过多,侏儒症

E.GH 分泌过多,巨人症

36. 患者,男,35 岁,体检结果发现血液中生长激素水平升高,该患者可能出现的变化是( )。

A.血糖升高   B.伤口不易愈合

C.应激反应耐受力降低   D.体脂增加

E.继续长高

37. 甲状腺不能合成下列哪种激素( )。

A.降钙素   B.三碘甲腺原氨酸

C.逆-T3   D.促甲状腺激素

E.四碘甲腺原氨酸

38. 血中生物活性最强的甲状腺激素形式是( )。

A.DIT   B.MIT   C.rT3   D.T3   E.T4

39. 甲状腺滤泡上皮聚碘的机制是( )。

A.单纯扩散   B.易化扩散

C.继发性主动转运   D.原发性主动转运

E.入胞

40. 在甲状腺激素合成过程中,起关键作用的酶是( )。

A.脱碘酶   B.蛋白水解酶

C.过氧化物酶   D.腺苷酸环化酶

E.磷酸化酶

41. 合成后在细胞外大量储存的激素是( )。

A.肾上腺素   B.甲状腺激素

C.胰岛素   D.皮质醇

E.生长激素

42. 正常情况下,储存于滤泡腔中的甲状腺激素可供机体利用的时间是( )。

A.5~10 天   B.10~20 天   C.20~30 天   D.50~120 天   E.150~200 天

43. 血浆中与甲状腺激素结合的血浆蛋白最主要是( )。

A.CBG   B.GHBP   C.ABP   D.TBG   E.TBPA

44. 下列哪一个激素可穿过细胞膜与核受体结合而起作用( )。

A.生长激素   B.胰岛素   C.甲状腺激素   D.肾上腺素   E.抗利尿激素

45. 关于甲状腺激素的生理作用,错误的是( )。

A.增加机体产热,提高基础代谢率

B.促进脂肪分解和脂肪酸氧化

C.促进蛋白质合成

D.既可使血糖升高,又可使血糖降低

E.促进成人脑和长骨的发育

46. 在安静状态下,人体调节产热活动最重要的体液因素是(　　)。

A.甲状腺激素　　　　　　　　B.肾上腺素

C.去甲肾上腺素　　　　　　　D.乙酰胆碱

E.孕激素

47. 胎儿和新生儿脑发育的关键激素是(　　)。

A.生长激素　　　　　　　　　B.甲状腺激素

C.胰岛素　　　　　　　　　　D.肾上腺素

E.甲状旁腺激素

48. 若胚胎期缺碘或甲状腺功能减退,儿童罹患的疾病是(　　)。

A.艾迪生病　　B.侏儒症　　　C.肢端肥大症　　D.呆小症　　　E.佝偻病

49. 成人甲状腺激素分泌不足可患下列哪种疾患(　　)。

A.艾迪生病　　B.侏儒症　　　C.黏液性水肿　　D.呆小症　　　E.水中毒

50. 食物中长期缺碘可引起(　　)。

A.侏儒症　　　　　　　　　　B.肢端肥大症

C.地方性甲状腺肿　　　　　　D.软骨症

E.巨人症

51. 甲状腺功能减退时,以下哪种表现是错误的(　　)。

A.血液胆固醇水平增高,且可导致动脉粥样硬化

B.婴幼儿脑及长骨发育迟缓,若不及时补充甲状腺激素可出现呆小症

C.黏液性水肿

D.基础代谢率升高

E.感觉迟钝,行动迟缓,记忆力减退

52. 临床上,对于呆小症的治疗,必须在患儿生后多久及时补充甲状腺激素,过晚则很难产生理想的效果(　　)。

A.两年左右　　B.一年左右　　C.半年左右　　D.5个月左右　　E.3个月内

53. 丙硫氧嘧啶用于治疗甲状腺功能亢进的作用环节是(　　)。

A.抑制甲状腺过氧化物酶活性

B.抑制肠黏膜吸收碘

C.抑制甲状腺滤泡细胞的碘捕获

D.抑制甲状腺激素的释放

E.促进甲状腺激素的灭活

54. 能刺激甲状腺腺体增生和甲状腺激素分泌的物质是（　　　）。

A.TRH　　　　　B.TSH　　　　　C.CRH　　　　　D.T3 和 T4　　　　E.ACTH

55. 甲状腺可根据血碘水平来调节 TH 的合成,这种调节方式称为（　　　）。

A.神经调节　　　B.体液调节　　　C.自身调节　　　D.前馈调节　　　E.反馈调节

56. 与调节血钙水平无关的器官是（　　　）。

A.肾　　　　　　B.肺　　　　　　C.肝　　　　　　D.皮肤　　　　　E.小肠

57. PTH 的主要作用是（　　　）。

A.降血钙,升血磷

B.升血钙,降血磷

C.升血钙,不影响血磷浓度

D.降血钙,不影响血磷浓度

E.升血钙和血磷

58. 调节甲状旁腺激素和降钙素分泌的主要因素是（　　　）。

A.血钠浓度　　　B.血钾浓度　　　C.血钙浓度　　　D.氨基酸浓度　　E.其他激素作用

59. PTH 分泌后能迅速引起血钙升高的机制是（　　　）。

A.促进肾小管重吸收钙

B.促进骨液中的钙转运至血液中

C.刺激破骨细胞,增强骨溶解,释放骨钙

D.刺激成骨细胞活动,促进骨盐沉积

E.促进肾内钙三醇形成,增强小肠钙吸收

60. 成年人缺乏维生素 D 容易引起（　　　）。

A.佝偻病　　　　　　　　　　B.侏儒症

C.呆小症　　　　　　　　　　D.骨软化症

E.单纯性甲状腺肿

参考答案

一、单项选择题

1. C	2. C	3. E	4. D	5. C	6. B	7. B	8. D	9. E	10. C
11. D	12. B	13. C	14. E	15. C	16. C	17. B	18. E	19. B	20. A
21. A	22. C	23. A	24. D	25. B	26. D	27. C	28. D	29. E	30. D
31. B	32. C	33. C	34. A	35. E	36. A	37. D	38. D	39. C	40. C
41. D	42. C	43. D	44. C	45. E	46. A	47. B	48. D	49. E	50. C
51. D	52. E	53. A	54. B	55. C	56. B	57. B	58. C	59. B	60. D

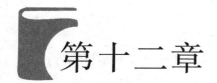

第十二章

生　殖

第一节　男性生殖功能与调节

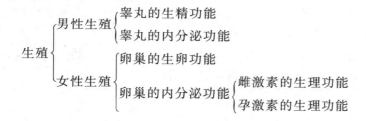

一、睾丸的生精功能

睾丸的精子生成:曲细精管生精上皮中精原细胞发育为外形成熟的精子的过程。曲细精管支持细胞的主要功能如下所示。

(1)对生精细胞具有机械支持、保护和营养作用,将体液中的营养物质直接或加工后提供给无血液供应的生精细胞。

(2)参与形成血-睾屏障,为生精细胞营造适宜的微环境,同时防止生精细胞的抗原物质进入血液循环引起自身免疫反应。

(3)分泌雄激素结合蛋白等,将间质细胞分泌的睾酮结合转运至曲细精管,为生精细胞提供所需的高浓度的雄激素环境。

(4)吞噬精子细胞变形所丢失的多余胞浆及退变死亡的精子。

精原细胞发育为精子一般约需 64 天。生精过程需要适当的理化环境,阴囊内的温度比腹腔内低 2 ℃左右,适合精子的生成和存活。进入发育阶段的生精细胞对一些有害因素也很敏感,局部炎症、酒精中毒、高热、长期高温环境、某些维生素及微量元素的缺乏都可能引起生精功能的障碍,从而导致不育。

二、睾丸的内分泌功能

睾丸最重要的内分泌功能是间质细胞分泌雄激素,包括脱氢表雄酮雄烯二酮和睾酮,其中睾酮的分泌量最多,生物活性也最强。睾酮的主要生理功能见表12-1。

表 12-1　睾酮的主要生理作用

类别	作用
胚胎性别分化	诱导男性胎儿内外生殖器发育
附属性器官和第二性征	促进青春期男性阴茎、阴囊长大及其他附属性器官发育,促进男性特有的体征出现
生精过程	维持生精过程
性行为和性欲	维持男性的性行为以及正常性欲
代谢	促进蛋白质的合成并抑制其分解,加速机体生长;对脂代谢有不利影响;参与调节机体水和电解质的代谢
其他	促进肾合成促红细胞生成素;刺激骨生长和骨骺的闭合;作用于中枢神经系统,参与调节具有雄性特征的行为活动

三、睾丸功能的调节

(一)下丘脑和腺垂体对睾丸功能的调节

下丘脑合成和分泌的促性腺激素释放激素(gonadotrophin releasing hormone,Gn-RH)经垂体门脉系统直接作用于腺垂体,促进腺垂体促性腺细胞分泌卵泡刺激素(folli-cle-stimulating hormone,FSH)和黄体生成素(luteinizing hormone,LH)。FSH 主要作用于曲细精管,对生精发动起着重要作用。LH 主要作用于睾丸间质细胞,促进睾酮的分泌,再间接影响生精过程。这两种促性腺激素协同作用,共同调节睾丸的生精作用及内分泌活动。

（二）睾丸激素对下丘脑、腺垂体的负反馈调节

当血中睾酮浓度达到一定水平时,可通过负反馈机制直接抑制腺垂体分泌 LH,同时也抑制下丘脑分泌 GnRH,间接抑制腺垂体 FSH 和 LH 的分泌,从而使睾丸的生精和睾酮的分泌维持在适当水平。睾丸支持细胞分泌的抑制素也可选择性地抑制腺垂体 FSH 的合成和分泌。

第二节　女性生殖功能与调节

基础知识归纳总结

女性生殖系统主要包括卵巢、输卵管、子宫、阴道、外阴等。卵巢的主要功能是产生卵子和分泌女性激素。输卵管、子宫、阴道分别在精子与卵子的输送、精子的获能、受精、妊娠和分娩中发挥重要作用。

一、卵巢的功能

卵泡是卵巢的基本结构和功能单位,由中央的卵细胞与外周的卵泡细胞构成,具有产生卵子及内分泌的功能。

（一）卵巢的生卵作用

卵子的发生及生命历程:卵子的发生始于胎儿时期。

（二）卵泡的分类

卵泡根据结构和功能特点,可分为原始卵泡、初级卵泡、次级卵泡和成熟卵泡;根据有无卵泡腔出现,又可分为窦前卵泡和窦状卵泡。胚胎时期形成的原始卵泡的数量会逐渐减少,到青春期开始时约有 40 万个。原始卵泡数量代表了卵巢储备,因为某种原因,原始卵泡被过度激活可能导致卵巢储备的耗竭。

(三)卵泡的生长发育

排卵：成熟卵泡壁破裂，卵细胞与卵泡液一起排出进入腹腔。排卵一般发生在 LH 峰值出现后 16～24 小时。排卵后卵泡剩余的颗粒细胞和卵泡膜细胞在 LH 的作用下发生黄素化，分化为黄体细胞，形成一个新的暂时性的内分泌结构——黄体。若排出的卵子未受精，黄体于 14 天后退化转变成白体。若卵子受精，黄体则继续生长，成为妊娠黄体，其分泌的孕激素促使子宫内膜形态及功能转化以适应胚胎着床及着床后早期胚胎的发育；到孕 3 月时，胎盘形成，接替黄体的这一功能。

(四)卵巢的内分泌功能

卵巢分泌雌激素、孕激素和少量雄激素。体内的雌激素有三种，包括雌酮、雌二醇和雌三醇，以雌二醇的活性最强。孕激素主要有孕酮和 17α-羟孕酮，以孕酮的生物活性最强。

卵巢性激素的合成：卵巢类固醇激素的合成主要以血中胆固醇为原料，需要泡膜细胞及颗粒细胞参与。卵泡膜细胞在 LH 作用下首先合成孕激素，再由孕激素转化为雄激素，雄激素扩散到颗粒细胞中，在 FSH 作用下，由芳香化酶将其转变为雌激素。随着卵泡的生长，合成雌激素的量逐渐增加，而雄激素的量逐渐减少。排卵后，由卵巢黄体细胞分泌大量孕酮，同时也分泌较多的雌激素。

(五)雌激素和孕激素的生理作用

雌激素和孕激素对女性生殖器官的结构和功能的调节具有协同作用，但在某些方面又互相拮抗，从而保证生殖系统的正常生理功能，见表 11-2。

表 12-2　雌、孕激素作用比较

作用部位	雌激素	孕激素
子宫肌	促细胞增生肥大，增强对收缩刺激的反应性	降低孕期子宫对收缩刺激的反应
子宫内膜	促内膜细胞增殖、腺体增生	促内膜上皮分泌及基质细胞蜕膜化
宫颈	排卵期松弛，分泌清而稀薄的黏液	黏液分泌减少、黏稠
输卵管	促进纤毛摆动，增强收缩性	促进分泌，抑制收缩性
阴道	促进上皮细胞增殖，角化，维持酸性环境	抑制上皮细胞增殖，加快脱落
乳腺	促进乳腺导管发育、脂肪聚集	促进乳腺小叶及腺泡发育
下丘脑、垂体	卵泡期负反馈，月经中期正反馈	黄体期负反馈，兴奋下丘脑体温调节中枢
代谢	水钠潴留，有利于骨质代谢、脂代谢	促水、钠排出

二、月经周期及调控

(一)月经及月经周期的概念

生育年龄女性的卵巢功能因卵泡的生长发育,排卵与黄体形成及伴随雌激素、孕激素的合成与分泌而呈明显的周期性变化,由此引起子宫的结构和功能也发生周期性的变化即月经周期;子宫内膜因黄体退化,失去卵巢分泌的雌激素、孕激素的支持而周期性剥落、出血即月经。一般将月经来潮的第一天作为月经周期的第一天,月经周期指两次月经第一天间隔的时间。月经周期的长度因人而异,平均为 28 天。

(二)月经周期的分期

根据月经周期中卵巢及子宫的形态和功能变化,将月经周期分为以下几个时期,各期特点见表 12-3。

表 12-3　月经周期卵巢及子宫变化

分期	时间	变化
卵泡期 (增生期)	第 1~14 天	卵泡快速生长,分泌雌激素增加;子宫内膜增生、增厚,子宫腺增长和弯曲,螺旋动脉增长并弯曲;宫颈分泌大量稀薄、透明黏液,拉丝度好
黄体期 (分泌期)	第 15~28 天	黄体形成并分泌大量孕激素;子宫内膜上皮分泌功能增强;内膜基质水肿,间质细胞蜕膜化,有利于胚胎存活和植入;宫颈分泌黏液减少,且黏稠而混浊,拉丝度差
月经期	第 1~5 天 (增生早期)	黄体退化,子宫内膜缺乏雌激素、孕激素支持,功能层螺旋动脉收缩、痉挛,子宫内膜功能层失去营养而剥离、出血

(三)月经周期的内分泌调控

月经周期的形成是因为下丘脑、垂体激素影响卵巢的功能活动,而卵巢分泌的雌激素、孕激素又反馈调控下丘脑、垂体激素的分泌。

(1)卵泡期的早期:腺垂体分泌 FSH 及 LH 增加,尤以 FSH 增加更为明显,一批卵泡进入 FSH 依赖的快速生长阶段,随卵泡生长,雌激素分泌有所增加;当血中雌激素增加到一定程度时,则对下丘脑及腺垂体进行负反馈调节,卵巢产生的抑制素也选择性地抑制腺垂体 FSH 的分泌;血中 FSH 量有所减少,仅有一个优势卵泡能继续生长,直到成熟。

(2)月经周期的中期:随着优势卵泡成熟,体内雌激素水平进一步提高,此时,血中高浓度的雌激素对下丘脑及腺垂体产生正反馈调节作用,触发下丘脑 GnRH 大量释放,刺激腺垂体分泌 LH 和 FSH 大幅度增加,尤以 LH 增加更为明显。一般来说,LH 峰值出现后 16~24 小时排卵。

(3)黄体期:黄体发育并分泌孕激素和雌激素,形成雌激素和孕激素分泌的第二个高峰,尤以孕激素增加更为明显。由于增加的雌激素、孕激素对下丘脑和腺垂体具有负反馈抑制作用,因此,LH 和 FSH 处于较低水平。在黄体期的后期,如果排出的卵子没有受精,则黄体退化,雌激素和孕激素分泌减少。这时,子宫内膜失去雌激素、孕激素支持而脱落出血,形成月经;同时,对腺垂体的负反馈作用减弱,FSH 和 LH 分泌又开始增加,进入下一个月经周期。

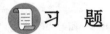 习　题

一、单项选择题

1. 排卵发生在(　　)。

A.月经期　　　　B.增生期　　　　C.增生末期　　　　D.分泌期　　　　E.分泌末期

2. 精子的发育过程正确的是(　　)。

A.精原细胞→初级精母细胞→次级精母细胞→精子细胞→精子

B.初级精母细胞→精原细胞→次级精母细胞→精子细胞→精子

C.精原细胞→初级精母细胞→精子细胞→次级精母细胞→精子

D.精原细胞→精子细胞→初级精母细胞→次级精母细胞→精子

E.精原细胞→次级精母细胞→精子细胞→初级精母细胞→精子

3. 15 岁男孩体检发现单侧隐睾,因其父母担心孩子将来生育受到影响,遂就医。关于睾丸的陈述哪一项是正确的(　　)。

A.出生时睾丸已有精子产生,但青春期后才排放

B.睾丸所在阴囊温度低于体温有利于生精

C.睾丸产生的精子形态及功能都已成熟

D.睾丸间质细胞分泌睾酮需要卵泡刺激素(FSH)

E.黄体生成素(LH)直接作用于支持细胞促进生精

4. 一名 26 岁男性患有 XXY 综合征,即克兰费尔特综合征(Klinefelter syndrome),一种性染色体畸变的遗传病,常伴随曲细精管发育不全。下列哪项是生精小管中支持细

胞的功能（ ）。

A.将 FSH 分泌到管腔中 　　　　B.将睾酮分泌到管腔中

C.形成血睾屏障 　　　　D.青春期前合成雌激素

E.表面 LH 受体的表达

5. 一名 16 岁"女性"被诊断患有雄激素不敏感综合征。她从未有过月经,有一个盲端的阴道,无子宫、子宫颈和卵巢,染色体型为 46XY,腹腔内查见睾丸,血清睾酮升高。下列哪些特征是由缺乏雄激素受体引起的（ ）。

A.46XY 基因型 　　　　B.腹腔睾丸

C.血清睾酮升高 　　　　D.缺乏子宫和子宫颈

E.缺乏月经周期

6. 患者,男性,22 岁,体格检查显示轻度肥胖,女性型乳房发育,面部和腋毛较少;有男性生殖器,但阴茎短小,睾丸偏小。染色体分析发现其染色体型为 XXY。以下哪一项是直接促进男性外生殖器发育最重要的激素（ ）。

A.睾酮　　　　B.雄烯二酮　　　　C.雄酮　　　　D.双氢睾酮　　　　E.抗米勒管激素

7. 一对夫妇因担心不能自然受孕而到生殖中心进行备孕咨询,生殖内分泌专家根据临床检查结果评估女方能够排卵。以下哪项可帮助判断有排卵发生（ ）。

A.血清 FSH 水平升高 　　　　B.体温下降

C.血清 LH 水平升高 　　　　D.血清孕酮水平升高

E.血清雌激素水平增高

8. 一名 55 岁女性正在经历围绝经期症状的困扰。她的妇科医生就雌激素替代疗法与她进行了讨论,该疗法具有以下哪些作用（ ）。

A.使月经周期模式恢复正常 　　　　B.减少潮热的发生

C.降低子宫内膜癌风险 　　　　D.降低乳腺癌的风险

E.增加骨质疏松症的风险

9. 一名 22 岁的年轻女性在妇产科就诊时自述月经量大并伴有严重痛经。医生为缓解痛经症状应用布洛芬,并给予低剂量激素避孕药口服以减少经量。以下哪一项指标的降低(或减少)是雌激素的生物作用（ ）。

A.卵巢中卵泡的生长 　　　　B.乳房中的导管生长

C.子宫平滑肌收缩 　　　　D.血清低密度脂蛋白水平

E.性欲

10. 生育年龄女性,有规律月经周期,周期为 28 天,在月经周期的 17 天进行刮宫,其子宫内膜应属于下列哪一期（ ）。

A.增生早期　　　　B.增生晚期　　　　C.分泌早期　　　　D.分泌晚期　　　　E.排卵期

11. 在女性不孕不育的诊治过程中,通常检测的主要激素不包括下列哪项（ ）。

A.前列腺素   B.卵泡刺激素

C.黄体生成激素   D.催乳素

E.雌激素

12. 某35岁年轻女性因停经就医,根据临床和实验室检查结果,诊断为卵巢功能早衰。该患者下列哪一项改变最不可能出现(　　)。

A.血中雌激素降低   B.血中孕激素水平降低

C.血中 FSH 降低   D.血中 LH 降低

E.血中 AMH 降低

参考答案

一、单项选择题

1. C　　2. A　　3. B　　4. C　　5. C　　6. D　　7. D　　8. B　　9. D　　10. C

11. A　　12. C